TRAITÉ

DE

MÉDECINE VÉTÉRINAIRE

PRATIQUE ET D'HYGIÈNE.

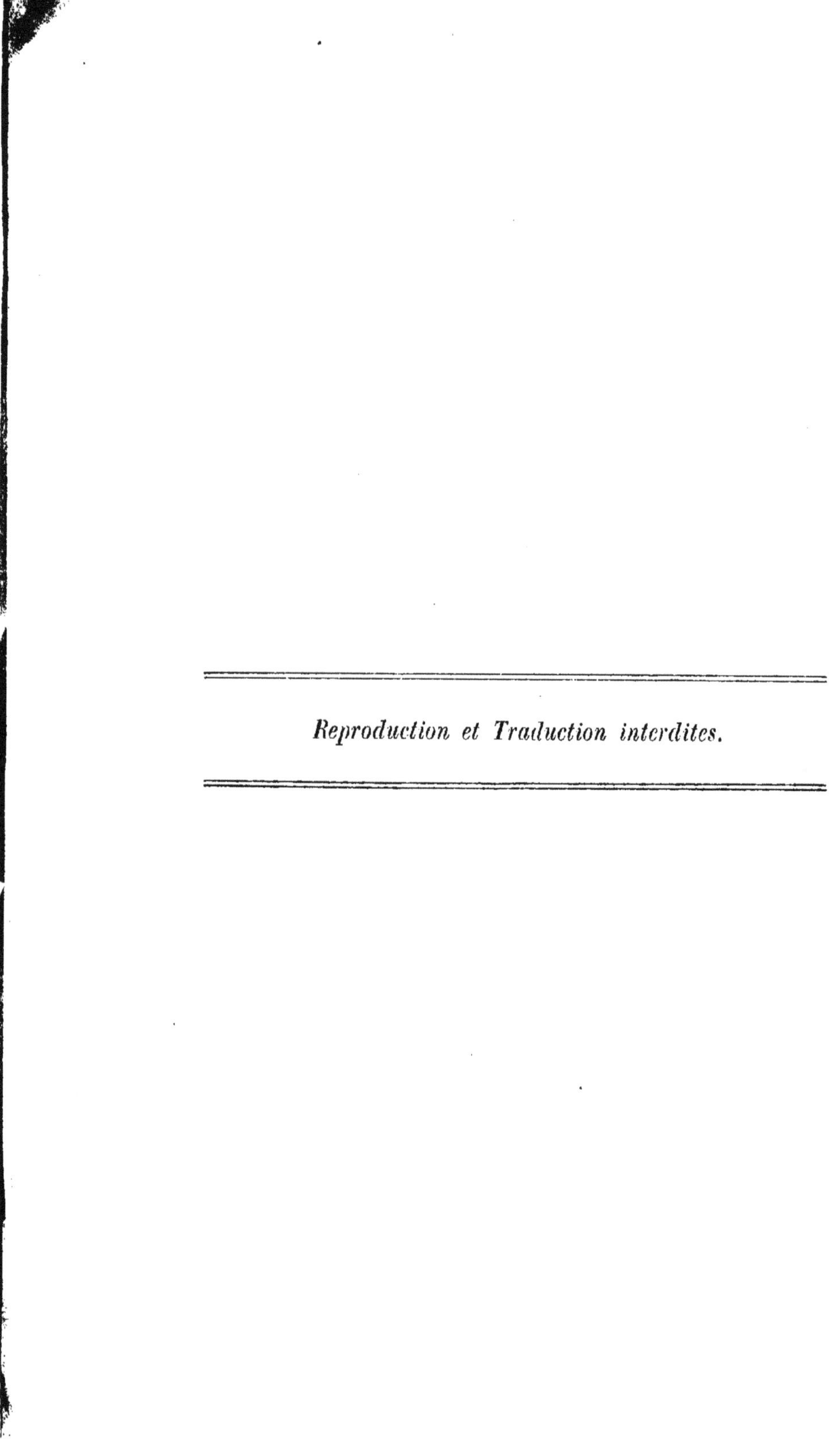

TRAITÉ

DE

MÉDECINE VÉTÉRINAIRE

Pratique et d'Hygiène

MIS À LA PORTÉE DES CULTIVATEURS POUR QU'ILS PUISSENT SOIGNER EUX-MÊMES LEURS BESTIAUX EN CAS DE MALADIE;

Les Moyens hygiéniques leur sont enseignés dans ce petit Volume contenant les Formules de Pharmacie vétérinaire, suivies de Formules pour le Monde, tirées des meilleurs Auteurs,

PAR

P. LUTON,

Maréchal-Expert à CRÉCY-COUVÉ, près Dreux (Eure-et-Loir),

Membre honoraire de la grande Société.

On se procure ce Traité de Médecine pratique chez l'Auteur, à Crécy-Couvé, près Dreux (Eure-et-Loir).

On trouve chez le même les bols toni-dépuratifs.

DREUX, IMPRIMERIE TYPOGRAPHIQUE DE CH. LEMENESTREL.

1869.

AVIS.

Les personnes qui croiraient avoir besoin de mes conseils pourront s'adresser à mon domicile, à Crécy-Couvé; je les leur donnerai gratuitement.

INTRODUCTION.

Notre traité de médecine vétérinaire pratique et d'hygiène (conservation de la santé) est destiné aux cultivateurs, aux hommes qui se livrent aux travaux des champs, à ceux qui n'ont reçu qu'une instruction primaire; nous l'avons écrit en style simple pour être mieux compris, afin d'être utile aux hommes de notre époque. Quelques praticiens pourront mettre aussi nos conseils à profit; nous l'avons écrit, croyons-nous, avec tout le désintéressement qu'il nous a été possible. Nous indiquons les moyens les plus simples, les plus sûrs (d'après notre expérience), pour arriver promptement à de bons résultats. C'est avec nos bols toni-dépuratifs qui ont la propriété d'activer les fonctions digestives, de purifier les fluides des humeurs gâtées.

Nous ne donnons pas la composition de nos bols par la raison que cette composition n'est point à la portée des cultivateurs; nous affirmons que ce médicament ne contient aucun poison, soit végétal, soit minéral. Nous dirons à nos lecteurs que le toni-purgatif d'Audin Rouvière, la teinture germanique, l'élixir de Guillet, les pilules de Dehaut, les pilules de Morison, les pilules écossaises, les grains de santé du docteur Franck, la poudre purgative d'Ailhaud et d'Aroë, rendent de grands services à ceux qui savent en faire l'application d'après les prescriptions de leurs auteurs; et, cependant, ils n'en ont pas donné la composition; ils ont écrit la manière d'en faire usage; toutes les personnes intelligentes peuvent en profiter. La pommade anti-ophthalmique de la veuve Farnier, de Saint-André de Bordeaux, est généralement employée pour les yeux. Cette dame n'en donne pas la composition. M. Le Roy a donné la composition de son vomi-purgatif et de son purgatif; c'est un précieux présent fait à la société; mais bien peu de personnes savent en profiter.

On nous objectera sans doute que, n'ayant qu'un diplôme de maréchal-expert, nous ne possédons pas toutes les connaissances d'un vétérinaire diplômé; nous avouons avec franchise que nos moyens d'éducation ne nous ont pas permis de faire mieux; d'ailleurs, ce n'est pas avec de beaux discours que l'on détruit la cause des maladies, mais avec des remèdes appropriés aux circonstances.

Les médecins les plus célèbres de l'époque, au nombre de 82, se sont réunis pour composer le dictionnaire de médecine en 60 volumes, ne renfermant pas moins de 36,000 pages.

C'est peut-être parce que nous n'avons pas suivi d'études classiques que nous avons pu trouver le bout dans ce labyrinthe de l'édifice médicale. Il ne faudra pas s'étonner si notre méthode rencontre beaucoup de détracteurs; il en est toujours ainsi de toutes les découvertes. L'antimoine n'a-t-il pas été pendant plus de quatre-vingts ans un sujet de dispute médicale, et n'a-t-il pas donné lieu à une censure sévère de la part de la faculté de médecine de Paris, appliquée injustement en l'année 1560 à Louis Delaunay, médecin à la Rochelle? Et cependant l'antimoine a été conservé comme un remède précieux; il a résisté à toutes les chicanes qui lui ont été suscitées, et il est sorti victorieux de la lutte ridicule que la prévention, l'ignorance et la mauvaise foi avaient introduite parmi les médecins. (*Signoret*).

Notre méthode se borne à attaquer un seul état morbifique, sous quelque caractère qu'il se produise, et à l'attaquer avec un seul et même moyen de traitement, et l'expérience confirme ce que le bon sens et la raison joints à la pratique nous ont appris.

Sur ce que les vétérinaires diplômés appellent empirisme, ils confondent l'empirisme avec le charlatanisme, tandis que ces deux choses diffèrent essentiellement; dans leur bouche, l'empirisme est l'expression du mépris, synonyme de l'ignorance; nous savons que la passion égare souvent à ce point, que l'homme se crée des chimères qu'il prend pour des vérités demontrées et qui font obstacle à la propagation des découvertes; puis la méchanceté, l'esprit de cabale sans cesse à l'affût des événements, prêts à lancer leurs traits envenimés et la prévention contre tout ce qui est simple et contre les vérités dictées par la nature, dirigent le plus grand nombre des hommes. Un orgueil mal placé dans les uns, dans les autres un respect peu raisonné pour les préjugés en vigueur, détournent l'attention et empêchent qu'elle ne se fixe sur les objets les plus propres à prolonger l'existence. Dussent se fâcher tous nos grands vétérinaires, l'art médical a commencé par l'empirisme (medécine pratique). Bourgela était écuyer; la Fosse père et Chabert étaient maréchaux.

Ces trois célèbres praticiens fondaient la première école vétérinaire à Lyon, en 1761. On qualifie aussi les empiriques de charlatans; mais n'y en a-t-il pas dans toutes les professions? Il y en a qui blâment les charlatans tout en faisant du charlatanisme.

Les vétérinaires diplômés ont reçu de l'instruction; à eux à savoir en profiter. Qu'ils soient bons praticiens pour mieux guérir les animaux malades, plus promptement et à meilleur marché que les empiriques; c'est le moyen le plus efficace pour détruire l'empirisme. On nous objectera sans doute que l'ignorance est un obstacle au progrès; nous ne contestons pas cela; aussi nous désirons ardemment l'instruction gratuite obligatoire et laïque.

Celui qui exerce la médecine vétérinaire sans diplôme est parfaitement dans son droit, en exerçant une profession libre, et pour l'apprentissage de laquelle il n'est pas de loi qui l'oblige à prendre ses inscriptions à l'école; pourquoi messieurs les vétérinaires diplômés, et surtout ceux qui passent pour des hommes supérieurs, ont-ils tant de dédain pour les enseignements de l'expérience?

On pourrait admettre deux classes de vétérinaires : le vétérinaire diplômé et le vétérinaire non diplômé; cette distinction me paraît plus rationnelle que celle d'empirique; car on peut être empirique quoique diplômé, et il y en a pas mal. Hurtel d'Arboval n'était pas breveté; était-il empirique pour cela?

Les animaux domestiques sont la propriété de ceux qui les possèdent; ils peuvent quand ils sont malades les faire soigner par ceux qu'ils croient pouvoir leur être utiles; aussi bien comme de leur faire attacher des fers par celui qui leur convient. (*Sanson*).

Parlons maintenant de la méthode dite physiologique, de Broussais.

Le grand danger de cette théorie se trouve dans les émissions sanguines répétées, et dans une diète absolue et prolongée. La médecine vétérinaire a, comme la médecine humaine, subi l'influence de cette dangereuse méthode, qui heureusement est aujourd'hui bien modifiée. La méthode de Broussais se pratique encore en medécine vétérinaire dans la majorité des cas de maladie grave ou légère. On l'emploie aussi fréquemment comme préservatif; tous les cultivateurs la pratiquent croyant bien faire; dans ce cas, ils ne font qu'imiter la grande majorité des vétérinaires.

C'est une erreur que d'attribuer la cause des maladies à la superfluité du sang, qui est le moteur de la vie, qui donne le mouvement; si le sang était susceptible d'une nuisibilité surabondante, la nature aurait pratiqué des voies pour expulser cette surabondance, et c'est ce qui n'existe pas : à l'égard des humeurs au contraire, des voies excrétoires sont établies par la nature elle-même, pour délivrer les corps de leurs superfluités, comme de leurs impuretés; tels sont les pores de la peau pour la transpiration, le canal nasal pour décharger le cerveau, la toux pour expulser par la bouche ou par les naseaux les matières qui s'amassent dans les bronches et dans la trachée artère, le tube intestinal pour le dévoiement, les reins et la vessie pour l'excrétion des urines, etc. (*Le Roy*).

Il est incontestable que la sortie du sang des vaisseaux est accompagnée d'une portion de sérosité ou fluide humoral qui circule avec lui; c'est à l'évacuation de cette portion de sérosité, cause efficiente de la douleur et de tous les désordres dans la circulation, que l'on doit le soulagement momentané que la saignée semble quelquefois procurer. Le principe de vie est dans le sang. Les arbres sèchent-ils pour avoir trop de sève? Le fluide qui leur donne la vie les fait-il périr? (*Le Roy*). Au sujet de la méthode de Broussais, voici ce qu'en disait un membre de l'Académie :

« Il est une époque de ma vie médicale où je saignais aussi
» fort abondanmment; il y a de cela dix à douze ans, lorsque
» la doctrine de Broussais jouissait de toute sa valeur. Je ne
» faisais pas moins de trois, quatre, cinq saignées fort abon-
» dantes, fort rapprochées; et il est tel individu à qui j'ai fait
» appliquer 200 sangsues. Car j'étais convaincu qu'il fallait

» poursuivre les congestions partout où j'en voyais des signes.
» Cela a duré trois ans ; par circonstance, je pratiquais alors
» parmi les étudiants en médecine et parmi les étudiants en
» droit ; j'ai vu et j'ai reculé effrayé. Habituellement on voyait
» après les fortes saignées les symptômes nerveux augmenter,
» les soubresauts plus marqués, le délire plus continu et les
» hémorragies plus fréquentes. Et si une chose m'étonne, c'est
» que M. Bouillaud n'ait pas fait la même observation. J'en
» dis autant de la péripneumonie : j'ai vu des malades qui
» après une ou deux saignées tombaient dans la prostration ; la
» poitrine devenait stertoreuse, l'expectoration se supprimait
» et la mort arrivait. Enfin, j'en dis autant de l'érysipèle : à la
» vérité les saignées abondantes faisaient tomber la rougeur ;
» mais le tissu cellulaire sous-cutané restait infiltré, et après
» la mort on trouvait les méninges pâles et décolorées. »

C'est M. Andral, un des professeurs les plus distingués de la faculté de Paris, qui a prononcé ces paroles solennelles. (Séance du 28 mars 1837).

C'est l'éloquence hors ligne et toute puissante de Broussais qui a fait faire aux hommes les plus grandes sottises. Broussais mourut, et, sa dangereuse parole ne pesant plus sur la conscience du public médical, la pratique et l'enseignement prirent bientôt une direction plus conforme aux vœux de la nature. (*Signoret*).

M. le docteur Trousseau disait en 1851 :

La grande erreur de Broussais, est-il étonnant que la grande erreur de Broussais ait atteint la grande majorité des vétérinaires après avoir atteint la grande majorité des médecins ; il faut pour être juste convenir que depuis les travaux de Broussais les maladies sont mieux étudiées, mieux appréciées, quant à leur siége et aux lésions organiques ; mais la cause qui produit ces lésions n'est guère mieux connue aujourd'hui qu'il y a 30 ans.

A

Anasarque.

1. — Hydropisie plus ou moins étendue et non circonscrite du tissu cellulaire sous-cutané. Les signes de l'anasarque sont la tuméfaction uniforme et non limitée des surfaces qui en sont le siége, et le défaut de résistance des parties tuméfiées. En appuyant fortement le doigt sur ces parties, la pression reste marquée.

Traitement extérieur. — Quelques coups de flamme, ou bien cautériser avec de petites pointes de feu pour faciliter l'écoulement du liquide infiltré dans les tissus. Joindre à cela des lotions d'infusion de plantes aromatiques.

Régime. — Une bonne nourriture, des bouchonnements et de l'exercice.

Traitement intérieur. — Quatre à six doses de notre toni-dépuratif amènent la résolution de l'engorgement et la guérison radicale.

Tout épanchement dans le tissu cellulaire a une cause interne; les blessures ne sont qu'un effet secondaire.

Ankylose.

2. — L'ankylose, inflammation articulaire du boulet, mais plus souvent du jarret, produit ce que l'on appelle *courbe* aux jarrets du cheval; elle est toujours le résultat d'une inflammation chronique qui, avec le temps, produit l'ankylose. Le

cheval ankilosé peut encore rendre quelques services au pas. Si le cheval ayant des inflammations aux articulations était soigné à temps et convenablement, les ankyloses et les courbes seraient bien moins fréquentes.

Traitement. — Si l'inflammation provient d'effort, il faut immédiatement envelopper la partie malade avec du linge et verser plus ou moins longtemps, et sans interruption, de l'eau froide dans laquelle on aura mis un peu de sel de cuisine, puis après des émollients et des résolutifs d'alcool camphré. Ne pas faire travailler le cheval, tenir un régime; mais, si la santé du cheval n'est pas bonne, nous conseillons d'employer notre toni-dépuratif. Ces sortes d'inflammations se manifestent surtout aux jarrets sans faire boiter le cheval et sans en connaître la cause. Le sang dont la circulation est gênée peut faire dépôt sur le jarret ou sur toute autre partie, et l'on prendrait cela pour un effort. Nous conseillons donc, pour éviter toute méprise, de faire à propos ce que nous recommandons, et les inflammations ou engorgements disparaîtront. On peut quelquefois après le traitement appliquer le feu en raies obliques.

Angine (MAL DE GORGE).

3. — Inflammation générale ou partielle de la membrane muqueuse qui tapisse les organes de l'arrière-bouche qui livrent passage aux aliments et à l'air. Il y en a de gangreneuses que l'on observe plus particulièrement sur les bêtes bovines.

Traitement. — Pour les angines gangreneuses chez l'espèce bovine, on pratique des incisions sur l'engorgement qui se rapproche des commissures des lèvres de la mâchoire inférieure. Ces engorgements sont froids et contiennent un liquide séreux; on cautérise avec le fer ovoïde et incandescent; puis on introduit dans la plaie de la filasse imbibée d'essence de térébenthine; on fait des frictions avec cette même essence sur la partie enflammée de la gorge; on panse la plaie deux ou trois fois par jour; on fait aussi deux ou trois frictions sur l'inflammation, et, lorsque la plaie est très-chaude, on cesse les frictions, on se borne à ne mettre que de la filasse dans la plaie.

Pour les autres espèces d'angines, chez le cheval par exemple, il suffit de faire des frictions sur la gorge avec de l'onguent populéum et de la couvrir d'un morceau de tissu de laine. Quand le danger paraît éminent, on met des sétons enduits d'onguent vésicatoire à la poitrine, quelquefois à l'encolure, mais pas trop près de l'inflammation ; on ne touchera pas aux sétons avant que la suppuration ne soit bien établie ; on fait des bains de vapeur aux mauves ou au son, deux fois par jour, une demi-heure chaque fois; le son ou les mauves bouillis dans l'eau sont mis dans un seau ; puis on met le seau dans un sac, que l'on met sous le nez du cheval, sans fermer le sac, pour ne pas nuire à la respiration de l'animal. Dans ce cas, il y a danger d'administrer des breuvages à l'animal ; ne pouvant pas avaler, il pourrait s'introduire du remède dans le conduit de l'air (trachée artère) ; on peut donner un peu de miel, dans lequel on aura mis de la poudre de réglisse ou de guimauve. Donner de bonne eau blanche légèrement tiède, couvrir le cheval avec des couvertures de laine. Quand l'inflammation paraît passer à l'état chronique, on peut faire des frictions d'onguent vésicatoire.

Aphte (COCOTTE).

4. — L'aphte est un ulcère superficiel qui se manifeste dans la bouche des ruminants ; il apparaît aussi aux extrémités, et l'animal qui en est affecté est quelquefois gravement malade ; il a une forte fièvre les premiers jours de l'éruption. On a vu à diverses époques cette maladie faire de grands ravages.

Traitement. — Administrer 2 à 300 grammes de sulfate de soude, dissous dans un litre d'eau de graine de lin préalablement préparée ; répéter cela, si on le juge convenable, en mettant un jour d'intervalle d'une portion à l'autre. On fait des gargarismes à l'eau d'orge miellée et un peu acidulée. Donner de l'eau blanche nitrée. L'eau de Rabel guérit promptement les aphtes.

Anorexie.

5. — Perte d'appétit qui s'observe dans la plupart des maladies. La perte d'appétit n'est dans la majorité des cas qu'un symptôme. Si cela ne présente pas de gravité, avec quelques breuvages de notre toni-dépuratif l'appétit reviendra ainsi que la vigueur.

Apoplexie (COUP DE SANG).

6. — L'apoplexie se manifeste le plus souvent d'une ma-

nière subite. D'autres fois, elle met quelques jours à s'établir. Dans le premier cas, elle frappe les animaux comme d'un coup de foudre ; le cheval et le bœuf tombent tout à coup sans aucune sensibilité apparente, et sans autre signe de vie que le battement des flancs et des sueurs abondantes ; ils meurent promptement. Dans le second cas, quelques symptômes avant-coureurs se manifestent à plusieurs reprises : tels que vertiges, pesanteur de la tête toujours beaucoup plus basse et souvent appuyée dans l'auge, une marche pesante et chancelante, diminution de l'ouïe, de la vue et de l'appétit, des bâillements fréquents, la stupidité, l'engourdissement des membres dans le premier comme dans le second cas de l'apoplexie. Il est évident que le cerveau est le siége de l'apoplexie, par suite de la rupture de quelques vaisseaux. Cela a été constaté par un grand nombre d'autopsies faites par de célèbres anatomistes. Il existe donc dans la circulation du sang une cause malfaisante qui occasionne ce désordre dans le cerveau. Pour détruire cette cause, il faut l'attaquer par des moyens dépuratifs. Le sang étant purifié pourra reprendre ce qui a été déposé sur le cerveau, car la science n'a point de moyens mécaniques pour enlever cet épanchement. Tous les moyens débilitants affaiblissent, par conséquent sont nuisibles.

Traitement dans l'apoplexie subite. — Pour l'extérieur, on verse continuellement de l'eau froide sur la tête pendant plusieurs heures ; on administre des lavements purgatifs (100 grammes de sulfate de soude pour un lavement émollient d'un litre) ; faire des frictions d'eau ignée de notre composition ou du liniment Boyer sur les épaules, comme puissant dérivatif par l'effet de l'inflammation que cela peut produire sur ce point.

Pour le traitement intérieur, nous conseillons l'emploi de notre toni-dépuratif, qui nous a, dans un grand nombre de cas semblables, amené la guérison radicale et prompte, au grand étonnement des vétérinaires.

Dans l'apoplexie non subite, où les signes avant-coureurs de la maladie nous avertissent du danger, il faut se hâter d'administrer le traitement que nous indiquons.

Arthrite.

7. — Inflammation aiguë des articulations, ayant du rapport à la goutte chez l'homme.

Nous conseillons, pour le traitement interne, l'emploi de notre toni-dépuratif, puisque ces sortes d'inflammations articulaires proviennent d'une cause malfaisante, occasionnée par la sérosité que le sang dépose sur le système fibreux des articulations. On peut faire sur les articulations malades des frictions de baume tranquille ou d'alcool camphré.

Arqué.

8. — Quand le cheval n'est pas né avec cette défectuosité, on peut remédier à cela, le cheval n'étant pas trop vieux et la maladie pas trop ancienne. J'ai rencontré bien des cas d'inflammation des tendons des membres antérieurs (car c'est presque toujours ces membres qui en sont affectés), et par un traitement dépuratif, je suis presque toujours arrivé à une guérison radicale. Vers la fin du traitement, je fais faire sur les tendons et sur les épaules des frictions d'eau ignée qui remplacent le feu. Il faut quelquefois dix et même quinze breuvages pour arriver à la guérison.

Avortement.

9. — Cet accident, auquel les vaches sont plus sujettes que les autres espèces d'animaux domestiques, a toujours des suites plus ou moins fâcheuses. Elles deviennent en chaleur, mais la conception se fait plus difficilement, et souvent elles passent à l'état de vaches taurellières. Dans les premiers jours de l'avortement, quand tout va bien, on s'en tient à des moyens hygiéniques; mais, si la vache est faible et qu'il y ait perte d'appétit, il faut sur le champ lui faire l'application de notre toni-dépuratif; car la vache dans ce cas est exposée à ce que la matrice reste malade et rende continuellement des matières par la vulve; cet écoulement est ce que l'on appelle *catarrhe de la matrice;* elle ne demande plus le taureau. Cependant la matrice peut être malade sans qu'il y ait catarrhe ; alors la vache demande le taureau toutes les trois semaines, sans pouvoir retenir : c'est ce que l'on appelle *vache taurellière* ou *la nymphomanie*.

B

Bleime.

10. — Foulure de la sole, particulièrement chez le cheval : il y a quelquefois une sérosité dans le tissu de la corne qui peut amener une suppuration ; il faut enlever avec la feuille de Sauge (instrument de chirurgie) la corne soulevée sans faire saigner, panser la plaie avec de l'onguent égyptiac et des étoupes qui seront maintenues par des éclisses en bois passées sur le fer. Mais quelquefois les bleimes dégénèrent en ulcères ; dans ce cas l'animal ne peut être employé à courir ; il faut lui faire un traitement intérieur en employant des dérivatifs sur le canal digestif. Avec six ou huit breuvages de nos bols toni-dépuratifs, administrés comme nous le recommandons, la guérison aura infailliblement lieu.

Barbe ou Barbillons.

11. — Dans l'espèce bovine, on remarque sur la langue du bœuf et de la vache de petites éminences d'un rouge rose que l'on appelle *barbe*. Ces petits mamelons sont naturels, puisqu'ils sont l'orifice de petits canaux salivaires. Ainsi, chez l'espèce bovine, on ne peut les enlever sans commettre une faute ; car, si ces animaux ne mangent pas bien, cela tient à une autre cause.

Bronchite.

12. — La bronchite est l'inflammation aiguë ou chronique de la membrane muqueuse du conduit de l'air et de ses divisions dans les poumons, que l'on appelle aussi catarrhe pulmonaire. Tous les animaux domestiques sont sujets à cette maladie, mais plus particulièrement le cheval ; les symptômes sont la gêne et la difficulté de respirer, une toux plus ou moins intense, sèche et fréquente, agitation des flancs. Quand la pé-

riode aiguë est passée, l'animal jette de la matière épaisse; mais, si la maladie passe à l'état chronique, la matière est généralement d'un blanc glaireux, moins épaisse que dans la première période. Quelquefois, l'animal guérit seul; d'autres fois, malgré tous les moyens employés, la mort a lieu à l'état aigu; parfois, elle dégénère en catarrhe; enfin, d'autres fois, le cheval tombe poussif ou corneur.

Traitement. — Si la maladie à l'état aigu paraît très-grave, on met des sétons enduits d'onguent vésicatoire; on fait des bains de vapeur deux fois par jour, et, aussitôt qu'il est possible d'administrer des breuvages, nous conseillons de faire prendre notre toni-dépuratif; avec quatre ou six doses, la guérison a généralement lieu.

C

Cachexie.

13. — Cachexie aqueuse (pourriture, jaunisse, maladie du foie). Cette maladie sévit surtout sur les bêtes à laine; on la voit aussi, mais plus rarement cependant, sur l'espèce bovine.

Symptômes. — Membranes des yeux jaunes infiltrées; il se développe sous la mâchoire inférieure un engorgement séreux que l'on appelle *bouteille.* En faisant l'inspection des cadavres, on trouve le foie et les poumons gâtés, des vers dans le foie, enfin une désorganisation complète. Cette maladie produit ces ravages dans les lieux bas, humides et marécageux, dont les plantes n'ont pas toutes les qualités nutritives pour entretenir la vie, ce qui occasionne la dépravation des fluides.

Toutes les maladies, dont le progrès se fait lentement, pourraient être guéries, si nous avions les connaissances nécessaires pour faire l'application des remèdes en temps opportun.

Traitement. — On donne tous les deux jours, à chaque mouton, de 20 à 30 grammes de poudre de gentiane dans une verrée de vin ou de bon cidre ; après avoir répété cela cinq ou six fois, on donne des infusions de marube : une poignée de cette plante suffit pour une verrée de cidre ou de vin. On prépare cette infusion deux jours avant de la faire prendre; il faut autant de poignées de marube et de verrées de vin ou de cidre, que l'on a de bêtes à traiter. L'infusion se fait à froid (macération); on agite de temps en temps le mélange, on laisse toujours les plantes dans le liquide et, quand il est en partie employé, on exprime ce qui peut encore rester de liquide dans ces plantes. Répéter ce breuvage six à huit fois et pendant six à huit jours de suite. En même temps que l'on donnera la poudre de gentiane et la tisane de marube dans la quantité d'eau qu'un mouton peut boire par jour, on ajoutera 40 à 50 grammes de sulfate de soude pour chaque mouton. Continuer cela pendant dix à quinze jours consécutifs. Donner la meilleure nourriture possible et une habitation saine.

Nota. — Délayer la poudre de gentiane dans le vin avant de la faire prendre; se servir d'une demi-bouteille à petit goulot, en ayant soin de mettre un linge autour du goulot; faire boire par petites gorgées; ne pas trop lever la tête du mouton, car le remède pourrait s'engager dans la trachée-artère si on ne prenait pas cette précaution. Un entonnoir est plus commode.

Castration.

14. — Opération chirurgicale qui consiste à enlever aux animaux les organes nécessaires à la génération. Nous n'entretiendrons nos lecteurs que de la castration du cheval qui est castré pour le service de l'armée ou pour cause de maladie ou de méchanceté, ou enfin pour toute autre cause quelconque.

On choisit pour cette opération le printemps ou l'automne, où la température n'est ni trop chaude ni trop froide; pour opérer, il faut que le cheval soit en bonne santé, avec quelques jours de diète; dans le cas contraire, il faut lui donner au moins trois breuvages toni-dépuratifs, comme nous le recommandons dans tout état de maladie. Après le traitement, on fait l'opération en mettant des casseaux; quand un ou les deux testicules sont malades, on opère à testicules couverts; quand, au contraire, ils ne le sont pas, l'opération se fait à testicules découverts, si l'opérateur le juge convenable. Dans le premier cas, on pratique l'incision du scrotum formé par la peau et le dartos; on fait sortir le testicule en déchirant le tissu lamelleux qui réunit cette dernière enveloppe avec la membrane péritonéale, et l'on place le casseau au-dessus de l'épididyme. Lorsque l'on fait l'opération à testicules couverts, on n'est pas exposé à la hernie de castration ; la gaine vaginale n'étant pas ouverte, le développement du champignon n'est pas autant à craindre ; la péritonite est moins fréquente ; les engorgements du fourreau, les œdèmes consécutives ne sont pas à redouter.

Lorsque l'on opère à testicules découverts, on pousse l'incision jusque dans la cavité séreuse du testicule ; la capsule péritonéale étant ouverte, l'organe sort aussitôt et l'on met toujours les casseaux tout de suite au-dessus de l'épididyme.

Les casseaux se composent chacun de deux pièces de bois sec ajustées de manière à s'appliquer sur le milieu de leur surface. Le bois doit avoir 16 à 18 centimètres de longueur sur 3 centimètres d'épaisseur (diamètre), 3 centimètres de largeur. On fend ce bois par la moitié ; on pratique au milieu des quatre morceaux de bois un petit canal pour mettre un caustique, si l'opérateur le juge à propos : du suif et du sublimé corrosif. Nous ne mettons aucun caustique.

A la distance d'un travers de doigt de chacun des bouts des casseaux, on fait une entaille circulaire de 1 à 3 millimètres de profondeur pour y faire deux ou trois tours de ficelle, afin de faciliter l'écartement des branches ; on fait aux quatre casseaux quatre échancrures en talus, deux à chaque bout des casseaux qui doivent être attachés ensemble avant l'opération. Il est bien entendu que les échancrures servent à l'écartement des casseaux pour les placer sur les cordons testiculaires ; ils doivent être réunis ensemble et bien attachés avant de commencer l'opération. Après l'opération, on nettoie la plaie avec une infusion de plantes aromatiques dans du vin ou avec de l'alcool camphré.

On peut faire la castration par la torsion ou par la ligature des cordons.

Il faut que l'opération soit faite avec adresse et promptitude. On peut enlever les testicules aussitôt après l'opération. Cependant beaucoup de praticiens trouvent bon de ne pas les enlever tout de suite. On aura soin de ne pas couper trop près des casseaux, afin que ces casseaux trouvent un point d'appui sur la portion du testicule restant. Il faut surtout que les casseaux soient bien ajustés et bien serrés par la ficelle qui les attache. On enlèvera les casseaux cinq ou six jours après l'opération.

Catarrhe.

15. — Voyez *Bronchite*.

Charbon.

16. — Les symptômes précurseurs de cette maladie sont la tristesse, le dégoût, l'abattement, l'agitation des flancs ; une tumeur circonscrite par un bourrelet apparaît à la poitrine, aux épaules, à l'encolure ou aux cuisses. Au milieu de cette tumeur un point à peine apparent, puis une dépression de la largeur d'une pièce de cinquante centimes ; quelquefois on voit couler un peu de sérosité roussâtre ; en enfonçant le bistouri dans cette partie on remarque que la peau est dure et coriace, et il ne s'écoule que très-peu de sérosité. Le volume de la tumeur égale quelquefois la grosseur de la tête d'un enfant. Chez le cheval, on ne voit généralement qu'une tumeur ; chez l'espèce bovine (la vache), il en paraît souvent plusieurs. Le traitement consiste à faire le pansement le plus tôt possible, car le charbon cause la mort en douze ou quinze heures, ou en deux ou trois jours au plus. Il faut pratiquer des incisions et cautériser avec un fer chauffé à blanc, puis mettre de l'onguent vésicatoire au fond de la plaie ; administrer deux fois par jour à l'intérieur 50 grammes de quinquina dans un litre de vin pour un cheval, ou 80 grammes de gentiane dans une même quantité de vin. Pour la vache ou le bœuf, on donne la dose de quinquina ou de gentiane une fois plus forte.

Dans les départements du Cher et de l'Indre, nous avons souvent rencontré, dans notre pratique, le charbon blanc qui affecte les bêtes à cornes. Ce charbon paraît sur les lombes, sur le garrot ou bien sur les côtés de la poitrine ; la peau est soulevée dans un et même quelquefois deux, trois ou quatre endroits ; il prend promptement de l'extension. Le bœuf ou la vache atteint du charbon blanc paraît faible, ne mange pas, ne rumine plus, et la mort a lieu dans les cinq ou six jours.

Traitement. — On pratique des incisions à la partie la plus déclive et la plus basse de la tumeur, à l'endroit où la peau est soulevée, qui résonne comme du parchemin en frappant légèrement avec les doigts. L'incision faite, on voit couler un peu de sérosité roussâtre. Pour faire ce pansement, on prend une petite baguette solide et flexible pour introduire de la filasse imbibée d'essence de térébenthine ou de l'onguent vésicatoire sous la peau qui est soulevée. On fait deux pansements par jour, jusqu'à ce que la suppuration soit bien établie et la matière dans une bonne condition et épaisse; puis, après, on ne met plus que de la filasse et un peu d'onguent basilicum.

Pour l'intérieur, on donne des toniques comme dans les tumeurs charbonneuses du cheval.

Quant au charbon des bêtes à laine, il se manifeste sous forme de boutons et sous forme d'infiltration; il se montre sous le ventre, aux pis, aux cuisses, aux côtés de l'encolure, aux ars, entre le poitrail et les membres antérieurs, à la tête; c'est un bouton rouge, enflammé, très-douloureux, semblable à un phlegmon; puis le bouton s'efface et passe à l'état de gangrène; d'autres fois, c'est une inflammation qui a plus d'étendue que le bouton, et ayant des phlictènes remplies de sérosité, qui produit une irritation sur les parties où elle s'écoule, et l'on voit des marques sensibles de gangrène; la rumination ne se fait plus, l'animal refuse toute nourriture, puis la mort a lieu.

Le pansement est le même que celui des chevaux et des vaches.

Plusieurs vétérinaires emploient, pour le pansement des plaies charbonneuses, le chlorure de chaux pure en lotions et en compresses, puis étendue d'eau sur la fin. Tous affirment avoir obtenu d'excellents résultats.

Tous les animaux domestiques sont sujets à ces sortes de tumeurs gangreneuses appelées *charbon*.

La sérosité que contient la tumeur charbonneuse est très-contagieuse; c'est donc à l'opérateur à prendre de grandes précautions, afin de ne pas être atteint du virus charbonneux.

Chiens (MALADIE DES). — GOURME.

17. — La purgation est le seul traitement que nous prescrivons pour ces animaux dans tous les cas de maladie. Nous allons donc donner les détails de ce traitement le plus clairement possible.

On commence par administrer une cuillerée de vomi-purgatif Leroy, plus ou moins forte, selon la taille de l'animal; on mélange le vomi-purgatif dans deux cuillerées de thé; le lendemain, on administre un demi-bol de notre toni-purgatif que l'on aura soin de faire dissoudre dans quatre ou cinq cuillerées de thé. On peut remplacer les bols toni-purgatifs en employant du sirop de nerprun pur à la dose de 50 80,120 grammes, suivant l'âge et la taille du chien. Continuer ainsi pendant trois ou quatre jours de suite, puis suspendre le traitement pendant le même espace de temps, et recommencer ainsi si l'animal n'est pas guéri.

Nota. — Il est très-rare qu'il soit nécessaire d'administrer plus d'une fois du vomi-purgatif.

Manière d'administrer les médicaments. —On met un bâillon de bois tendre dans la gueule de l'animal ; on fait un trou ou bien une coche à ce bâillon ; puis à l'aide d'un petit entonnoir, dont on met le bout dans le trou du bâillon, on verse le liquide très-doucement et par petites gorgées. Il faudra par précaution entourer le museau du chien avec une petite corde pour tenir le bâillon et empêcher ainsi l'animal d'ouvrir la gueule; on lui lie les pattes dans le cas où il viendrait à se débattre; puis on le place de manière à ce qu'il ait le derrière dans une encoignure, et la tête placée et fermement maintenue entre les jambes de la personne qui doit le tenir, en évitant surtout de presser sur la gorge et de ne pas lever le museau trop haut.

Régime. — Il faut que le chien soit à jeun pour lui administrer, soit le vomi-purgatif, soit le purgatif, c'est-à-dire cinq à six heures sans manger, et autant de temps après avoir pris la dose. On aura soin de le tenir à l'attache pendant le traitement, le nourrir avec de la soupe, de la viande crue s'il est possible, et du petit lait pour boisson.

Clavelée.

18. — Phlegmasie cutanée, maladie éruptive, inflammatoire, épizootique, enzootique et contagieuse, particulière aux bêtes à laine, et qui en détruit beaucoup, qui n'affecte qu'une seule fois le même animal et qui se manifeste à l'extérieur par une éruption plus ou moins étendue de p stules partielles ou générales, de boutons qui s'enflamment, secrètent un fluide particulier, se dessèchent et tombent. Ces boutons sont arrondis, plus ou moins saillants et variables en grosseur et en nombre ; ils ont leur siége ordinaire sur les parties dénuées de laine et se montrent d'abord aux ars antérieurs et postérieurs, puis

successivement à la face interne des avant-bras et des cuisses, au pourtour des yeux, au nez et aux lèvres, au bas-ventre, au-dessous de la queue ou fourreau, aux mamelles, dans la laine, et finissent par se propager en plus ou moins grand nombre sur toute la surface du corps. Cette affection est éminemment contagieuse.

C'est vers le septième ou le huitième jour de son apparition que le bouton claveleux peut donner avec avantage le produit de la secrétion; mais on a une règle plus certaine que celle de la clavelisation ou de l'invasion claveleuse naturelle : c'est l'état de la matière. Dès qu'elle existe limpide dans le bouton et aussi longtemps qu'elle y conserve sa limpidité, elle est bonne et peut être employée avec succès pour l'inoculation. Pour être pure, elle ne doit être ni troublée, ni épaisse, ni mélangée de sang. (*Voyez l'article Inoculation*).

Clou de Rue.

19. — Blessure de la partie inférieure du pied des grands animaux produite par un clou ou tout autre corps étranger qui a pénétré à travers la sole ou la fourchette. Il faut enlever le plus tôt possible ce qui a pénétré dans le pied de l'animal, amincir la sole autour de la piqûre, agrandir un peu l'ouverture sans faire saigner, enlever avec précaution la partie de la sole qui se trouve soulevée par le pus, puis mettre un fer à éclisse, comme dans l'opération du crapaud, pour maintenir sur le pied la compresse d'étoupe. Pour prévenir une inflammation qui pourrait devenir considérable et même causer la mort, nous conseillons de faire deux bains de pied par jour, une demi-heure chaque fois. On fera dissoudre 500 grammes de sulfate de cuivre (vitriol bleu) dans six litres d'eau pour un bain, on laissera le cheval au repos et un peu à la diète ; puis, si l'inflammation était trop grande, on fera bien de lui administrer quelques potions toni-dépuratives.

Coliques (TRANCHÉES).

20. — Tous les animaux domestiques sont sujets à cette maladie, qui s'annonce par des mouvements désordonnés, consistant dans l'action de se coucher, de se rouler à terre, de répéter cela plus ou moins souvent, suivant l'intensité de la dou-

leur. Chacun dans ce cas prétend connaître un moyen efficace; mais dans un grand nombre de cas on emploie des remèdes contraires, et on entrave, par de pareils procédés, la nature, qui, peut-être, pourrait se suffire à elle-même. Les moyens les plus absurdes sont employés contre cette maladie. On est étonné, à cette époque où la civilisation fait de rapides progrès, de rencontrer encore des cultivateurs, qui ne sont pas sans instruction, croire aux miracles, au diable, aux sorciers; ils croient que l'on guérit les tranchées en prononçant certaines paroles, et que l'on peut arrêter le feu par de pareils moyens. Avec de tels procédés, il n'est plus besoin de médecins, ni de vétérinaires, ni de pompes, et par conséquent plus de pompiers. Quelle absurdité! Beaucoup de personnes disent : J'ai employé tel moyen, et mon cheval est guéri! Si le moyen que l'on a employé n'est pas nuisible, il n'est pas étonnant que l'animal soit guéri; beaucoup de maladies, n'ayant pas de gravité, se guérissent sans aucun secours.

Traitement. — Si la colique est une indigestion, on administre un litre de bon vin tiède et sucré, et on y ajoute une ou deux cuillerées d'éther sulfurique 30 grammes. S'il y a diarrhée, on administre un demi-litre de vin sucré, dans lequel on ajoutera un demi-litre d'eau de riz et une ou deux cuillerées d'éther sulfurique ou d'élixir calmant de Lebas; puis, quatre heures après ce breuvage, donner un demi-litre d'eau de lin et un demi-litre d'eau de riz avec 50 à 80 grammes de sulfate de soude. Il y a du danger d'arrêter trop promptement le dévoiement; c'est pour cela que je prescris de donner quelquefois du sulfate de soude. Donner de bonne eau blanche farineuse et tiède, couvrir le cheval et le tenir chaudement. Il y a des tranchées produites par des pelotes stercorales (matière durcie et arrêtée dans les sinuosités des intestins); cela se rencontre souvent chez les vieux chevaux, surtout en hiver: il faut tenir la diète et administrer des purgatifs de sulfate de soude à la dose de 200 grammes, répéter cela toutes les 5 ou 6 heures, donner des lavements purgatifs et émollients. Si le cheval ne rend pas les pelotes, cela cause la mort. Mais dans tout autre cas on administre un litre d'eau de graine de lin, dans laquelle on ajoutera 100 à 150 grammes de sulfate de soude (quand la préparation est presque froide, on la met dans une bouteille, on laisse un peu de vide pour y ajouter l'éther; il ne faut pas agiter la bouteille, et il faut la tenir bien bouchée; on administre le remède doucement par gorgées, et on débouche et rebouche la bouteille chaque fois qu'il est nécessaire; sans cette précaution, l'éther s'évaporerait), et une ou deux cuillerées d'éther sulfurique, 20 à 25 grammes ou 50 à 100 grammes d'élixir calmant de Lebas, suivant la taille du cheval. Trois ou quatre heures après la prise de ce premier breuvage, on répète de même, si le cheval n'est pas guéri. Pour une vache, on donne ce que j'indique ci-dessus, mais à doses une fois plus fortes, l'éther sulfurique à la dose de 30 grammes, aussi suivant la taille de l'animal; on donne quelques lavements émollients légèrement purgatifs, en y ajoutant 50 à 80 grammes de sulfate de soude par lavement.

Je recommande un traitement préservatif qui ne peut être employé quand l'animal est tranché.

Les tranchées sont dans un grand nombre de cas produites par des causes malfaisantes qui existent dans la circulation du sang, et qui à des époques indéterminées viennent se poser sur les intestins. Il faut employer le toni-dépuratif que je recommande dans presque tous les cas de maladie. Avec cinq ou huit doses au plus, les tranchées ne reparaissent plus, l'animal devient gai et vigoureux. Je puis affirmer que, dans ma longue pratique, j'ai employé ce moyen un grand nombre de fois, et toujours avec succès.

Je conseille aux propriétaires de chevaux ou d'autres animaux atteints de tranchées, d'appeler, dans le plus court délai possible, les secours que tous les hommes de l'art vétérinaire peuvent mieux connaître que toute autre personne étrangère aux connaissances de cet art.

Cheval rétif.

20 *bis*. — Le cheval étant attelé à la voiture, on prend deux petites gaules de bois de chêne de longueur suffisante pour être attachées aux anneaux du mors de la bride (il faut un mors d'embouchure, mors droit) et correspondre dans la voiture. Le conducteur étant monté prendra les deux bouts des gaulettes dans ses mains pour lui servir de guides; puis il parlera au cheval avec douceur pour le faire avancer. L'animal mené ainsi ne tarde pas à devenir doux et docile à la voix de celui qui le conduit.

Cornage.

21. — On donne ce nom au bruit que certains solipèdes font entendre en respirant et qui a beaucoup de rapport à celui que l'on produit en soufflant dans une corne. Cette affection est souvent un symptôme de maladie aiguë ou chronique des voies et des organes respiratoires. Le traitement qu'il y a à faire est indiqué aux articles *Angine* et *Catarrhe.* On ne fait généralement rien pour le cornage chronique. Il y a cependant quelques chevaux atteints du cornage chronique que l'on pourrait guérir : nous en avons des preuves.

Coryza.

22. — Catarrhe nasal, irritation de la membrane pituitaire, écoulement par les nasaux d'humeur claire; les yeux sont larmoyants, le cheval est triste, mais après deux ou trois jours l'écoulement devient plus épais, et le rhume de cerveau peut se passer promptement; mais d'autres fois le coryza devient gangreneux, c'est ce que l'on appelle *mal de tête* de contagion. Les caractères de cette maladie ont du rapport avec la morve aiguë. Nous ne nous étendrons pas davantage sur ce sujet; nous renvoyons à l'article *Morve* aiguë pour observer les symptômes de cette terrible maladie.

Le coryza sur l'espèce bovine a toujours un caractère plus grave que chez le cheval. On voit que l'animal a un grand mal de tête; en frappant légèrement avec les doigts sur le front, il éprouve de la douleur. On voit la membrane des nasaux très-enflammée; il s'écoule de la sérosité, puis du sang; la respiration est sifflante; l'animal meurt après six ou huit jours de maladie.

Pour le traitement qu'il y a à faire au cheval, nous renvoyons à l'article *Bronchite.*

Pour le traitement des bêtes à cornes, nous savons que nous n'avons guère eu de succès quand le coryza avait le caractère gangreneux. En général, nous nous sommes bornés à des bains de vapeur émollients ou aromatiques que nous faisions respirer deux fois par jour, une demi-heure chaque fois, et quelques breuvages émollients et laxatifs. Quand la maladie n'avait pas un caractère trop grave, en administrant notre toni-dépuratif la guérison avait lieu promptement.

Couronné.

23. — On appelle ainsi le cheval qui a été blessé en tombant sur les genoux. Il est des chevaux qui sont couronnés par accident; d'autres privés de leur aplomb se laissent tomber. Il faut, aussitôt que l'accident est arrivé, mettre du linge en plusieurs doubles et verser continuellement de l'eau froide sur les plaies, plus ou moins longtemps, suivant la gravité des blessures, comme on doit faire dans l'entorse et dans tout autre cas de blessure grave, de solution de continuité, de déchirure. Quand la plaie n'est plus sanguinolente, on ôte les linges et on pompe doucement l'humidité qui existe sur les plaies, avec des étoupes bien douces, puis on coupe les poils à deux ou trois centimètres autour de la plaie; quand la peau où l'on a coupé le poil n'a plus d'humidité, ni la plaie non plus, avec une spatule de bois, on étend de l'onguent vésicatoire, puis on frotte légèrement avec le côté de la spatule; quand l'onguent est bien étendu sur la peau où l'on a coupé le poil et sur la plaie, on ajoute par-dessus encore une légère couche d'onguent; on coupe des étoupes très-fines et très-courtes que l'on applique légèrement sur la couche d'onguent et sur la plaie. Si l'onguent venait à être enlevé avant qu'il n'eut produit son effet (ce qui demande 24 à 30 heures), il faut, sans attendre, y en remettre; quand la suppuration est bien établie, on éponge doucement cette matière sans rien enlever; ensuite, on imbibe la plaie avec de la teinture d'aloès; on fait le pansement deux fois par jour avec cette teinture et il ne faut jamais enlever les croûtes; continuer de même jusqu'à parfaite guérison; surtout après avoir, avec un petit tampon d'étoupes, bassiné la plaie avec la teinture d'aloès, il faut mettre immédiatement de l'étoupe très-fine et taillée très-court; si la croûte était soulevée de manière à être enlevée par une cause quelconque, il faudrait dans ce cas couper les parties détachées avec des ciseaux sans toucher à celles qui tiennent encore. Nous avons, par ce moyen, parfaitement guéri des chevaux ayant les articulations ouvertes; la sinovie coulait et ils ne sont pas restés tarrés.

Crampe.

24. — Contraction involontaire, presque toujours subite, passagère et douloureuse, des muscles des membres, et surtout

postérieurs. Quelques frictions d'alcool camphré ou d'essence de térébenthine font généralement cesser la contraction musculeuse; le plus souvent, il suffit de faire marcher l'animal pour faire cesser cette contraction; dans notre pratique nous avons rencontré deux accidents produits par des crampes. Le premier cas était un cheval de trois ans sujet aux crampes. Un matin ce cheval ne peut se déplacer. Quand j'ai vu ce cheval, il y avait douze jours qu'il était dans cet état. Deux vétérinaires avaient vu ce cheval et lui avaient donné leurs soins. Ils croyaient que le membre était paralysé. Après l'avoir examiné, nous reconnûmes que le fémur du membre droit était désarticulé d'avec le coxal; pour nous, il était évident qu'une crampe était la cause de cet accident; nous mîmes le cheval par terre; nous lui mîmes ensuite une corde dans le pâturon; cette corde correspondait au moulinet d'une voiture; nous fîmes tourner le moulinet comme on le fait pour une voiture chargée, nous appuyâmes la main sur la tête du fémur qui retomba dans sa cavité; ensuite, tout paraissait dans l'état normal. Nous fîmes lâcher la corde; puis, en frappant avec la main sur la cuisse du cheval, cela lui faisait faire un petit frémissement et le fémur ressortait de sa cavité; nous avons répété cela trois fois pour démontrer au propriétaire du cheval que le mal était sans remède; on le garda quatre à cinq mois, puis on fut obligé de le donner à l'équarrisseur. Le deuxième accident était une vache : après avoir examiné cette bête, je reconnus que le fémur était désarticulé d'avec le coxal; je m'informai si la vache n'était pas tombée; si elle ne s'était pas frappé ou heurté la cuisse contre quelque corps très-dur, comme une huisserie de porte; on me dit que non, que la vache avait des crampes et qu'un matin on l'avait trouvée dans cet état. On me dit qu'un vétérinaire l'avait vue avant moi et qu'il avait dit que la cause de la boiterie était dans l'articulation rotulienne: je conseillai de livrer cette vache à la boucherie. C'est ce que l'on a fait. Il me fut donc facile de faire voir que le mal était sans remède. Nous avons rencontré deux autres cas de crampes sur deux chevaux, l'un de quatre ans et l'autre de trois ans. Malgré la marche répétée qui avait usé la pince en traînant sur le sol et les frictions irritantes, ces chevaux sont restés sept jours dans cet état. Nous leur avons administré notre traitement toni-dépuratif. Après l'effet du troisième breuvage sans démarrer les chevaux de l'écurie, les crampes se sont passées; nous leur avons administré à chacun cinq breuvages de la même manière que nous le recommandons dans tout autre cas de maladie; les crampes n'ont pas reparu. Pour nous, c'est de la sérosité qui existe dans la circulation du sang, laquelle, étant déposée sur les muscles, a la propriété de les crisper, de produire l'effet que produit le feu sur une feuille de parchemin; cette cause malfaisante ne peut-elle pas arrêter la circulation du sang et causer la mort subite ?

Crapaud (OU FIC A LA FOURCHETTE).

25. — Ulcère rongeant particulièrement les pieds des chevaux; la sole est soulevée dans une étendue plus ou moins grande; la matière qui s'écoule de ces sortes d'ulcères est très-fétide, de couleur noirâtre, quelquefois sanguinolente. L'ulcère, avec le temps, envahit tout le dessous du pied et la muraille se trouve décollée; l'animal ne peut plus travailler. Pour nous, cette affection provient d'une cause que le sang vient continuellement déposer sur le pied. Nous commençons par faire un traitement interne pour purifier le fluide humoral; nous employons notre toni-dépuratif de la même manière que nous l'employons dans d'autres circonstances, et après les effets de huit à dix doses nous opérons le cheval; nous le mettons par terre si nous le jugeons à propos; dans bien des cas, nous opérons le cheval debout. Nous préparons le fer à dessolure; que les éponges de ce fer dépassent les talons de deux centimètres pour tenir l'appareil; nous brochons quatre clous, puis nous retirons le fer; ensuite nous enlevons avec la feuille de sauge, bien tranchante, toute la sole de corne soulevée par la matière; puis nous enlevons le tissu gâté et, autant que possible, nous évitons de faire saigner; ensuite nous mettons sur toute l'étendue de l'ulcère une légère couche de poudre de chasse mélangée de soufre sublimé; puis, avec un fer quelconque chauffé à blanc, nous l'approchons de la poudre qui s'enflamme; on voit alors une pellicule noirâtre qui est le produit de la combustion; nous enlevons cette pellicule en râclant avec le dos de la feuille de sauge, doucement, sans faire saigner. Nous répétons cela trois ou quatre fois de suite et attachons le fer en implantant les quatre clous à la même place où nous les avions mis avant l'opération. Nous avons deux éclisses et une traverse; nous préparons un mélange de poix de bourgogne et de résine

et un peu d'essence de térébenthine; quand, ce mélange est fondu, nous l'étendons tiède sur toute la surface du pied; nous mettons immédiatement des étoupes, puis les éclisses et la traverse et une ligature pour maintenir le tout; ce moyen produit une égale pression sur toute la surface du pied. Au bout de quelques jours, quand la suppuration nous paraît établie, nous levons l'appareil et nous faisons le pansement avec de l'onguent égyptiac; nous remettons de la poix et des étoupes comme nous avons fait au premier pansement. Cette manière de traiter le crapaud nous a généralement produit de bons résultats. Il est quelquefois à propos de faire des bains de pied; on fait dissoudre 500 grammes de sulfate de cuivre dans six litres d'eau; on met le pied dans cette eau une ou deux fois par jour, une demi-heure chaque fois; le pied retiré du bain, on met une légère couche d'onguent égyptiac, puis la poix et l'appareil, comme nous l'indiquons plus haut. Nous continuons d'administrer notre toni-dépuratif jusqu'à parfaite guérison.

Nota. — Si plusieurs pieds sont affectés, on n'opère qu'un pied à la fois et l'on commence par le plus malade; mais il faut à l'opérateur une certaine connaissance anatomique pour ces sortes d'opérations.

Crapaudine.

25 *bis*. — Ulcère qui affecte le devant du pied des monodactyles (du cheval, du mulet et de l'âne), à la réunion de l'angle à la peau de la couronne; il paraît d'abord un peu d'humidité; l'animal se frotte avec son autre pied ou y porte la dent; l'humeur qui se porte sur ce point produit une irritation qui bientôt forme des crevasses; la peau et la corne de la couronne se trouvent désunies; le bourrelet ne recevant plus de nourriture se dessèche, se fend, et la plaie prend le caractère d'un ulcère; l'ulcère produit une douleur très-violente ayant affecté toute l'épaisseur de la corne et touchant l'expansion tendineuse des muscles; la capsule de l'articulation de l'os de la couronne se trouve affectée, et il peut y avoir carie; dans ce cas l'animal ne peut plus travailler.

Traitement. — Des cataplasmes émollients, puis il faut enlever la superficie de la corne qui est rugueuse; quand la plaie est de mauvais caractère, on emploie pour cautériser la poudre de chasse mélangée de fleur de soufre, comme nous le prescrivons pour le crapaud, puis de l'onguent égyptiac ou de la poudre d'alun calciné ; mettre des compresses de filasse et bien bander la plaie; ne pas trop serrer; quelquefois la teinture d'aloès avec l'alun calciné convient bien.

Nous dirons que l'ulcère, ayant un certain caractère de gravité et d'ancienneté, le mal passe pour incurable. Nous conseillons de commencer le traitement par l'intérieur, en administrant notre toni-dépuratif comme nous le prescrivons pour le crapaud.

D

Dartre.

26. — Phlegmasie cutanée, ordinairement chronique, presque toujours opiniâtre, caractérisée par de petits boutons rouges, pustuleux ou vésiculeux, réunis en plaques plus ou moins larges, de formes très-variées, produisant une forte démangeaison; et ensuite il se forme une poussière, des écailles, des croûtes. Nous ne nous étendrons pas davantage sur cette maladie qui passe presque toujours pour incurable. Pour nous, elle est contagieuse et difficile à guérir si elle est héréditaire ou ancienne. Notre traitement est d'employer notre toni-dépuratif, et, en même temps, nous faisons de fréquentes lotions émollientes sur les parties affectées d'humeur dartreuse. Sur la fin du traitement, nous employons le sulfure de potasse en lotion, l'huile de Cade, l'eau ignée. Il faut de la persévérance dans le traitement. Pour l'intérieur comme pour l'extérieur, notre eau ignée est un puissant moyen contre la dartre. Tout ce que l'on emploie contre la gale peut être employé contre la dartre.

Délivrance.

27. — Nous ne nous entretiendrons dans cet article que de la non délivrance chez la vache. Deux ou trois jours, quelquefois quatre, après le vêlage ou l'avortement, si la vache n'a pas délivré, il faut, les ongles étant rognés, le bras huilé, l'introduire dans l'utérus. Si le museau de tanche est déjà en partie

fermé, rapprocher ses doigts en pointe et tourner la main doucement pour franchir l'obstacle, s'il est encore temps ; une fois le bras introduit dans la matrice, on passe la main entre la partie externe du placenta et la matrice ; puis, avec les doigts et le pouce on détache le délivre qui tient aux cotylédons, et d'un cotylédon on va à l'autre. Il faut autant que possible détacher le délivre de tous les cotylédons. Pendant que vous opérez de votre main droite, vous tenez de la main gauche la portion du délivre qui est pendante à l'extérieur ; quand vous avez terminé de détacher le délivre, vous rapprochez vos doigts les uns des autres ; vous faites une légère pression d'avant en arrière sur le fond de la matrice, pour amener au dehors le liquide gâté qu'elle contient. Répéter cette manœuvre pour mettre le plus possible au-dehors ce liquide gâté ; introduire un tampon de linge très-doux et très-fin dans l'utérus pour pomper la matière qu'il contient, quand elle très-abondante ; des injections d'infusion de fleur de sureau sont quelquefois utiles quand il y a un commencement de putréfaction ; mais, dans la majorité des cas, on peut se passer de tampons et d'injections, car il ne faut pas oublier que tout corps étranger introduit dans cet organe produit des tranchées. Il est entendu que l'on retire immédiatement le tampon.

Régime. — Nous conseillons de s'en tenir à un peu de diète et de mettre sur les lombes de quoi tenir la vache chaudement ; surtout donner de bonne eau blanche tiède. Si la vache est tranchée et qu'elle ne mange pas bien, on lui donne un ou deux breuvages. Chaque breuvage se composera d'un litre d'eau de graine de lin, préalablement préparée, dans laquelle on fera dissoudre trois à quatre cents grammes de sulfate de soude. Répéter de même, si on le trouve convenable, en mettant un jour d'intervalle d'un breuvage à l'autre.

Désinfection.

28. — Emploi des moyens propres à éloigner ou à détruire les substances gazeuses ou vaporeuses dont l'action sur les corps organisés se joint à celle de l'atmosphère, altère la partie de l'air et est nuisible aux animaux qui la respirent.

Pour désinfecter l'air, on emploie les fumigations.

Muriate de soude pulvérisé (sel marin)..... 150 grammes
L'oxyde de manganèse en poudre.......... 100 —

Acide sulfurique concentré............. 150 grammes.

Cette dose est déterminée pour une écurie de quinze à trente chevaux; on la diminue ou on l'augmente dans les mêmes proportions suivant l'étendue du local. Après avoir fait sortir les animaux, on place au centre de l'écurie une terrine de grès vernissé; on y met l'oxyde de manganèse et le sel marin mêlés ensemble, on verse par-dessus l'acide sulfurique, on ferme les portes et les fenêtres et toutes les issues, on ne les ouvre que cinq à six heures après. Si l'on place le vase qui contient le mélange sur des charbons ardents, l'opération est plus prompte et plus parfaite; mais, dans ce cas, il faut ajouter au mélange 60 à 80 grammes d'eau.

Si l'on mêle dans six parties d'acide muriatique ordinaire une partie de manganèse en poudre, il s'en dégage aussitôt une grande quantité de chlore, qui réunit les mêmes propriétés et produit les mêmes effets.

Les fumigations, dont l'utilité est généralement reconnue, ont encore l'avantage d'être peu dispendieuses. On doit les réitérer tous les trois mois, comme moyen préservatif et de salubrité dans les écuries, étables et bergeries.

Diarrhée des Agneaux.

29. — Devoiement qui affecte communément les agneaux aux mois de septembre ou octobre. Nous l'avons vu en faire périr après vingt, trente et quarante jours de diarrhée. Que l'on n'oublie pas que la diarrhée, chez les agneaux comme chez les veaux, produit une inflammation des estomacs et des intestins.

Voici le traitement que nous leur faisons subir et qui nous a toujours procuré du succès.

Tisane calmante et nourrissante.

Prenez : feuille et racine de grande consoude.............................. 1 kilogramme.
— feuille de pervenche........... 300 grammes.
— riz de bonne qualité............ 1 kil. 200 gr.
— eau très-pure................... 12 litres.

Faites bouillir le riz dans cette eau pendant vingt-cinq minutes; puis ajoutez la consoude et la pervenche; faites encore bouillir pendant douze ou quinze minutes; ensuite, passez à travers un linge; exprimez autant que possible tout le liquide;

on donne deux verrées par jour de cette tisane à chaque agneau; on met ces deux verres dans la quantité d'eau que chaque agneau peut boire par 24 heures. Quand on aura donné de cette tisane pendant six à huit jours consécutifs, on donnera ensuite, par jour, un breuvage composé ainsi : poudre de gentiane, quinze grammes, délayée dans un demi-verre de vin et un demi-verre d'eau de riz. Répéter ce breuvage trois, quatre et même cinq fois, pendant trois, quatre et même cinq jours de suite, tout en continuant la tisane; quand les agneaux auront pris pendant une douzaine de jours de cette tisane, on ne mettra plus que de l'eau de riz dans leur boisson; deux verrées pour chaque agneau avec soixante grammes de sulfate de soude par chaque agneau et par jour.

E

Eaux aux Jambes.

30. — Maladie hideuse et dégoûtante qui affecte la région inférieure des membres locomoteurs; qui se manifeste plus particulièrement dans le cheval, rarement chez le mulet et l'âne. Il y a d'abord engorgement de la région inférieure des membres, surtout des postérieurs; puis, par l'exercice, l'engorgement disparaît; mais, au bout d'un certain laps de temps, l'engorgement est permanent (continu), malgré l'exercice; puis bientôt apparaît un suintement d'humeur claire et fétide; avec le temps cette fétidité devient insupportable à l'écurie surtout. Le cheval est très-sensible; le moindre corps étranger, une paille qui le touche sur les parties affectées, lui produit de la douleur, et la maladie, arrivée à ce degré, rend le cheval impropre au travail. Pour nous, cette maladie provient d'un vice qui existe dans la circulation du sang, qui est déposé sur les extrémités. Nous attaquons cette cause par un traitement interne; huit à quinze doses de notre toni-dépuratif suivant l'ancienneté de la maladie. Pour le traitement externe, nous le faisons en même temps. Nous commençons par des cataplasmes émollients, puis des cataplasmes d'eau de fleur de sureau, puis

des lotions d'une infusion de plantes aromatiques, telles que sauge, thym, lavande, romarin; puis, s'il existe des végétations, nous les enlevons avec le bistouri et nous cautérisons immédiatement avec le plat du cautère à l'état incandescent, qui nous sert pour mettre le feu en raie; alors nous y mettons de l'onguent égyptiac. Nous répétons la cautérisation s'il paraît encore des végétations, en mettant un intervalle de dix à quinze jours, puis nous remettons du même onguent. Quelquefois, pour redonner de la tonicité aux parties affectées, nous faisons quelques frictions avec de l'eau ignée de notre composition; ensuite, quand il n'y a plus ou presque plus d'engorgement, nous appliquons le feu en raie, jamais en pointe.

Notre mode de traitement nous a toujours procuré un succès presque complet; je dis presque complet, parce que la maladie étant très-ancienne laisse toujours des traces; mais les parties qui étaient affectées ne sont plus engorgées; plus de végétations, plus de suppuration. Nous dirons qu'il est souvent nécessaire d'administrer, après un délai de six mois à un an, quatre à six doses de notre toni-dépuratif pour prévenir la récidive de cette maladie qui fait le désespoir des vétérinaires.

Nota. — On se trouve souvent très-bien, sur la fin du traitement, de faire quelques bains dessicatifs. On fait dissoudre 600 grammes de sulfate de cuivre (vitriol bleu) dans huit à dix litres d'eau, on ne met qu'un membre à la fois dans ce bain, et on l'y laisse pendant une demi-heure; après avoir retiré le membre du bain, on y met l'autre membre (dans ce même bain). On fait cela deux fois par jour.

Écart.

31. — Effort d'épaule, entre ouverture. Dans cette sorte de boiterie plus ou moins intense, nous ne voyons aucune inflammation; on ne peut reconnaître si ce sont les muscles qui attachent le bras au corps qui ont été tiraillés, allongés ou déchirés; on ne peut non plus reconnaître si la douleur est à l'articulation scapula-huméral. Sans doute qu'un effort violent, une glissade, peuvent produire du désordre dans l'épaule; mais, à part ces sortes d'accidents, ne peut-il pas se produire des douleurs ayant du rapport avec les rhumatismes qui affectent notre espèce? Nous avons rencontré, très-souvent, dans notre pratique, des boiteries, soit continuës, soit intermittentes, ayant

tout-à-fait du rapport avec les rhumatismes. Souvent, nous avons trouvé chez de jeunes chevaux des boiteries qui ne provenaient que de ce qu'ils n'avaient pas jeté la gourme, la nature ayant été entravée dans sa marche par des saignées. La boiterie disparaissait dans un très-court délai, dix à quinze jours au plus, par notre traitement toni-dépuratif; et, le plus souvent, nous n'avions employé aucun remède extérieur, aucune friction.

Effort.

32. — Effort du muscle pectoral que l'on appelle communément avant-cœur. Tumeur inflammatoire située au poitrail des chevaux, provenant de déchirures du tissu musculeux ou de blessures de la pointe du sternum. Ces sortes d'inflammations sont du genre phlegmoneux ou œdémateux ou squirreux. Dans ces sortes d'efforts, il y a quelquefois épanchement dans le thorax (poitrine); l'inflammation devient parfois gangreneuse et cause promptement la mort.

Traitement externe. — Pour l'inflammation à l'état phlegmoneux, il faut employer des lotions émollientes de mauve, d'eau de graine de lin; si l'inflammation perd de sa chaleur, il faut lotionner avec des infusions de plantes aromatiques, telles que la sauge, la lavande, le romarin. Donner quelques coups de flamme pour que la sérosité s'écoule de la tumeur. Souvent des pointes de feu pénétrant de quelques centimètres dans l'engorgement sont utiles. Continuer des lotions de plantes aromatiques. Si la tumeur est dure et presque insensible, c'est l'état squirreux; il faut cautériser assez profondément pour amener, par la suppuration, la résolution de l'engorgement. En même temps que nous faisons le traitement extérieur, nous faisons l'application de notre traitement intérieur; nous arrivons promptement à la guérison avec quatre à six doses de notre toni-dépuratif.

Pour tous les efforts, soit du boulet (entorse), du jarret, du grasset (rotule), du fémur (vulgairement hanche), sitôt l'accident arrivé, il faut mettre sur la partie des compresses de linge imbibé d'eau froide dans laquelle on mettra du sel de cuisine; verser sur la partie et sans discontinuer, selon la gravité de l'accident, pendant dix, quinze à vingt-quatre heures, de l'eau froide un peu salée; plus tard, quand il y a inflammation, on met des cataplasmes émollients; la douleur étant calmée, on fait des frictions d'alcool camphré, puis des charges fortifiantes, résolutives; il est quelquefois utile sur la fin du traitement de faire une ou deux frictions de notre eau ignée.

Il y a de ces accidents qui sont tellement graves que le cheval peut rester boiteux. Il faut pendant longtemps ménager l'animal au travail et ne pas le faire courir.

Emphysème.

33. — Etat d'une partie du corps dans laquelle des gaz se sont développés ou ont été introduits en quantité notable; tuméfaction indolente, partielle ou générale, produite par la morsure de la vipère ou des insectes, ou par des blessures pénétrantes et graves, par des affections gangreneuses et charbonneuses. La tuméfaction est molle, aplatie, indolente, élastique et sans augmentation de chaleur à la peau, bornée d'abord au lieu de la blessure, mais bientôt elle s'étend et devient quelquefois générale. Nous faisons sur toute l'étendue de l'emphysème des frictions d'alcool camphré; nous pratiquons des incisions, et nous mettons dans les plaies résultant des incisions de la filasse imbibée d'alcool camphré. Nous faisons, en même temps, un traitement interne : trois ou quatre breuvages de notre toni-dépuratif.

Notre manière de traiter ces sortes d'accidents nous a toujours procuré la prompte guérison. Nous n'avons jamais traité l'emphysème produit par la morsure de la vipère.

Encastelure.

33 *bis*. — Resserrement du sabot qui a lieu vers la partie supérieure des deux quartiers. L'âne et le mulet sont plus sujets à cette affection que le cheval. L'encastelure n'a guère lieu qu'aux pieds antérieurs et ce sont toujours les quartiers internes qui sont affectés; quelquefois, il n'y a qu'un quartier de malade; cette maladie provient quelquefois de cause accidentelle, le manque de travail, une mauvaise ferrure, mais elle peut être héréditaire. Pour remède, il faut commencer par mettre des cataplasmes émollients sur les pieds, puis abattre des quartiers, parer à plat jusqu'à souplesse de la sole, pour que l'appui se fasse bien à plat sur le sol, en ménageant sur-

tout les arcs-boutants, on peut pratiquer une entaille avec la rénette au bas de la paroi de la muraille à l'endroit de sa jonction avec l'arc-boutant; cela facilitera l'écartement; il faut une ferrure légère, des fers à lunettes ou à éponges tronquées, ou à branches tronquées; il ne faut pas oublier que la fourchette fasse bien son appui sur le sol. Que la ferrure soit appropriée au pied encastellé pour tenir le cheval dans le cas de faire son service; il convient de graisser souvent la corne avec de l'onguent de pied ou du saindoux, d'emplir la sole de terre glaise renouvelée chaque jour.

Encéphalite (INFLAMMATION DU CERVEAU).

34. — Position des plus graves qui produit l'une ou l'autre des maladies mentionnées ci-dessous : l'apoplexie, la paralysie, le tétanos, l'épilepsie, l'immobilité.

Nous renvoyons le lecteur aux lettres alphabétiques qui traitent de ces maladies en particulier.

Entérite.

35. — Voyez *Gastro-intérite.*

Entorse.

36. — Nous entendons par ce mot toute extension forcée, tout tiraillement plus ou moins considérable survenu aux ligaments et aux autres tissus fibreux qui affermissent les articulations et occasionnent des désordres susceptibles d'offrir des degrés très-multipliés. Nous avons l'entorse du boulet, du femuro-coxal, du jarret, du femuro-tibial et dorso-lombaire. Quand un animal boite, toutes les parties de membre doivent être examinées avec attention. Il faut, immédiatement après l'accident, plonger la partie malade dans un bain d'eau très-froide; mais il vaut mieux mettre du linge en plusieurs doubles sur la partie malade et y verser, sans interruption, de l'eau froide dans laquelle on a mis un peu de sel de cuisine, pendant un jour et une nuit, suivant la gravité de l'accident. Quand on ne verse plus d'eau sur le membre blessé et qu'il paraît de l'inflammation, on met sur la partie enflammée des cataplas-

mes émollients, puis légèrement résolutifs, avec une infusion de sureau, puis des frictions d'alcool camphré, de charge résolutive fortifiante; mais, si l'animal n'avait pas une bonne santé, il se pourrait que le sang déposât des fluides de mauvaise qualité qui s'opposeraient à la guérison; dans le cas présumable, on administre quelques breuvages de notre toni-dépuratif.

Epilepsie (MAL CADUC, HAUT MAL).

37. — Maladie du cerveau, chronique et intermittente. Nous ne nous entretiendrons dans cet abrégé de médecine vétérinaire que de ce qui concerne le cheval et les ruminants.

Symptômes chez le cheval. — En général, l'épilepsie se déclare subitement; l'animal est tout-à-coup saisi d'un tremblement et d'un étourdissement accompagnés de l'abolition subite des fonctions des sens; il éprouve une agitation convulsive générale, aussi violente que soudaine, qui détermine bientôt sa chute; il chancelle et tombe raide et avec force en faisant d'horribles contorsions. Quelques individus ne tombent pas, et alors ils présentent une raideur générale, une agitation convulsive des mâchoires et une salivation abondante. Ces accès durent quatre à cinq minutes; ils sont d'autant plus longs et violents qu'ils sont plus rapprochés. L'accès terminé, le malade paraît stupide, étonné, accablé de fatigue; après une demi-heure au plus, le cheval mange, boit, comme s'il n'eût rien éprouvé.

Symptômes chez les ruminants. — Chez les ruminants, on voit des tremblements convulsifs ou partiels, les naseaux sont ouverts, il y a grincements de dents, de la bave sort de la bouche; quelquefois l'animal mugit d'une manière effrayante; il chancelle, tombe par terre, meut ses extrémités avec force, écume, bat des flancs; la mâchoire est serrée, les membres sont raides ou agités. Cet état dure trois à quatre minutes; puis l'animal se relève et un instant après il se remet à manger. Dans notre pratique, nous avons rencontré quelques cas d'épilepsie, mais nous n'en avons jamais traité.

Nous conseillons aux cultivateurs et aux praticiens qui auraient des animaux atteints de cette maladie d'employer notre toni-dépuratif. Pour nous, cette maladie, comme toutes les autres, provient d'humeurs gâtées qui existent dans la circulation du sang et produisent ces effets par intermittence. En purifiant les fluides, peut-être arriverait-on à la guérison. Puisque tous les moyens employés jusqu'à ce jour contre cette terrible maladie sont restés infructueux, nous avons devant nous la perfectibilité; marchons donc vers la perfection que nous n'atteindrons jamais.

Érysipèle.

38. — Inflammation de la peau. Nous ne traiterons que de l'érysipèle du cheval et de l'espèce bovine.

On distingue plusieurs variétés dans cette phlegmasie : l'érysipèle simple, phlegmoneux, œdémateux, gangréneux.

Érysipèle simple : Inflammation partielle de la peau, non circonscrite, sans gonflement bien sensible.

Érysipèle phlegmoneux : L'inflammation de la peau est très-vive, moins superficielle que l'érysipèle simple, et a plus d'intensité; la couleur de la peau est plus rouge, la chaleur et la douleur plus prononcées; la peau soulevée présente une tumeur large, dure, qui se termine par résolution ou s'élève en pointe vers son centre et vient à suppuration.

L'érysipèle œdémateux, par la pression, laisse l'empreinte du doigt. Quand l'érysipèle s'associe au phelgmon, à l'œdème, il peut devenir gangréneux. Le traitement que nous faisons à l'extérieur consiste à employer des émollients, puis des infusions légèrement résolutives avec une infusion de fleur de sureau; mais, si l'inflammation est œdémateuse ayant tendance à la gangrène, nous faisons des frictions d'alcool camphré; si nous avons pratiqué des incisions dans les tumeurs, nous les pansons avec des étoupes imbibées d'alcool camphré introduites dans les plaies; quelquefois, nous faisons le pansement avec de l'onguent vésicatoire. Si la maladie nous paraît grave, nous faisons, en même temps que le traitement externe, un traitement interne.

Nous administrons trois, quatre ou cinq breuvages de notre toni-dépuratif, et nous obtenons un réslutat satisfaisant.

Exostose (ou SUR-OS).

39. — Tumeur développée à la surface d'un os avec la substance duquel la sienne se confond. L'exostose peut se former sur tous les os. Elle est plus ordinaire dans le cheval; il y est le

plus sujet. On appelle *courbe* celle qui se développe à la face interne du jarret; *éparvin,* celle qui survient à la partie latérale interne et supérieure du canon; *jardon*, celle qui occupe la partie inférieure externe du jarret (la pointe); *sur-os*, sur le canon; à la couronne on la nomme *forme*.

Au moment où ces tumeurs se développent, l'animal est très-sensible à la pression; il cherche à se défendre quand on le touche sur cette partie. On peut obtenir la résolution en employant à temps les moyens convenables. Quand il y a de la sensibilité, nous employons des émollients, puis des résolutifs, comme de l'onguent vésicatoire, des frictions d'eau ignée, le feu appliqué en raie; mais, quand l'exostose est trop ancienne, elle a acquis trop de dureté pour obtenir la résolution, elle est décidément incurable.

F

Farcin.

40. — Maladie particulière au cheval, à l'âne et au mulet. Cette maladie redoutable se montre sous forme de boutons, de corde boutonneuse, de tumeurs plus ou moins volumineuses, dures au commencement, devenant quelquefois squirreuses, suppurant avec lenteur, et donnant lieu à des ulcères fétides dont les bords sont irréguliers et renversés. A l'état aigu, on les voit aussi bien sur la membrane muqueuse que sur les autres parties de la surface du corps où il paraît de nombreux boutons et quelquefois des cordes à la mâchoire inférieure qui tournent sur le chanfrein et dans les naseaux, ayant de petits ulcères semblables à ceux de la morve aiguë; la fièvre se prononce, les boutons se ramollissent et la mort a lieu dans peu de jours.

Farcin chronique. — Les boutons sont tantôt ronds et circonscrits, tantôt allongés, quelquefois aplatis. Ils prennent alors le nom de tumeurs farcineuses, d'abord dures, puis se ramollissant et renfermant de la matière. Les parties qui avoisinent les tumeurs deviennent dures; d'autres fois, les boutons farcineux sont étroits, allongés, mais communiquent les uns avec les autres; c'est ce que l'on appelle corde farcineuse. Il vient des engorgements, des tuméfactions, des nodus (exostoses) et des ankiloses, suivant l'endroit où la matière s'est fixée.

Nous avons fréquemment rencontré des chevaux farcineux quand nous exercions dans le département du Cher. Nous n'en avons rencontré, dans le département d'Eure-et-Loir, que trois dans notre clientèle, et notre manière de les traiter a toujours été couronnée de succès. Voici notre manière de faire le traitement : nous administrons huit à douze breuvages de notre toni-dépuratif, suivant l'ancienneté de la maladie. A l'extérieur, nous pansons les tumeurs ou les ulcères en pratiquant des incisions, et souvent nous cautérisons avec le fer incandescent; nous faisons des lotions d'infusion de plantes aromatiques; puis nous pansons avec l'onguent égyptiac en l'introduisant dans la plaie avec de la filasse (étoupe); mais nous ne faisons le traitement externe que quand nous avons purifié les fluides qui sont, dans de pareils cas, toujours arrivés à un degré de dépravation très-avancé. Par notre moyen, nous arrivons promptement à la résolution des tumeurs et à la cicatrisation des ulcères ou des plaies; nous obtenons la guérison en trente à quarante-cinq jours au plus, suivant l'ancienneté de la maladie.

On peut dépenser pour quinze à vingt-cinq francs de médicaments, soixante à quatre-vingts de nourriture, ce qui fait une dépense totale de quatre-vingt-dix à cent francs au plus.

Comme notre traité de médecine pratique vétérinaire n'est destiné qu'aux cultivateurs, nous ne décrirons pas le caractère anatomique de cette maladie, ni celui des autres maladies dont nous n'avons décrit que les symptômes les plus saillants.

Feu.

41. — Nous n'employons que le cautère actuel (fer chargé de calorique). Le cautère actuel est composé de trois parties. Le manche est fait avec du bois; la tige est arrondie, longue de trente centimètres: l'une de ses extrémités s'engage dans le manche et l'autre est l'extrémité cautérisante. Ce fer a la forme d'une hache; le dos a un centimètre et demi d'épaisseur, et le tranchant le quart d'un centimètre. Nous ne parlerons pas du cautère à bouton, appelé aussi olivaire, par la raison que nous ne

nous en servons que pour cautériser des plaies ou des tumeurs, des abcès. La forme doit être variable suivant la partie à cautériser. Pour le feu en raie, on peut en faire l'application partout où il y a faiblesse ou des engorgements chroniques (anciens). On l'emploie sur les jarrets, sur les genoux, sur les parties inférieures des membres. Ce moyen, bien employé sur des chevaux presque ruinés, les remet dans des conditions favorables pour rendre encore de longs services sans être tarrés par la cautérisation.

Pour mettre le cheval par terre, il faut quatre entravons pour mettre aux pâturons et une corde de quatre mètres (tout praticien connaît cela). Maintenant nous allons décrire la manière dont nous appliquons le feu en raie. Nous opérons le cheval debout ou par terre, suivant l'importance de l'opération, la sensibilité présumée du cheval, son caractère. Nous coupons les poils de la partie à opérer, le cheval n'étant pas trop irritable, ou peu (s'il est nécessaire d'opérer les deux membres dans une seule séance). Le cheval abattu (couché), sur le côté droit je suppose, on déboucle l'entravon du membre postérieur gauche pour porter ce membre en avant et l'assujettir solidement sur le bras gauche; ensuite, nous opérons sur la partie interne et latérale du membre postérieur droit; nous faisons trois raies perpendiculaires: la première sur le tendon postérieur, la deuxième sur la partie intérieure (par devant) du canon, la troisième sur le milieu de la partie interne et latérale entre et au milieu des deux premières raies. Ces trois raies nous servent de régulateurs dans notre opération; nous prenons nos fers pas trop rouges; nous les frottons légèrement sur une brique, pour qu'ils soient plus doux, avant de les poser sur la peau. Nous faisons des raies obliques (en pattes d'oie) à deux ou trois centimètres d'intervalle de l'une à l'autre, à droite et à gauche de la ligne perpendiculaire du milieu. Nous avons dix ou douze lignes à faire de chaque côté de la ligne perpendiculaire (du milieu). Nous commençons à opérer par le bas du membre, mais toujours de haut en bas, à partir de la ligne du milieu. Toutes les lignes obliques doivent se rencontrer régulièrement aux lignes perpendiculaires; nous passons notre fer trois ou quatre fois dans la raie oblique, mais en mettant au moins trois minutes d'intervalle d'une fois à l'autre; nous posons nos fers légèrement et nous les promenons lentement. L'on s'arrête quand on voit quelques petites gouttes de sérosité paraître. Plus on opère lentement, et les fers pas trop chauds, mieux le calorique (chaleur) pénètre dans les tissus. Quand nous avons opéré la partie interne du membre droit, nous remettons le membre gauche dans l'entravon, puis nous faisons trois raies perpendiculaires à l'extérieur de ce membre gauche, comme nous avons fait au membre droit, et nous faisons nos raies obliques de même. Ayant terminé notre opération sur cette partie, nous renversons le cheval sur le côté gauche ; nous assujétissons le membre postérieur droit sur le bras droit, comme nous avons fait au membre gauche ; nous opérons sur la partie interne du membre gauche comme nous avons fait précédemment ; mais là nous n'avons qu'une raie (ligne) perpendiculaire à tracer. Quand nous avons terminé d'opérer sur cette partie, nous remettons le membre droit dans l'entravon pour opérer sur la partie externe de ce membre droit ; là nous n'avons encore qu'une raie perpendiculaire à tracer.

Pour opérer sur les deux membres, nous mettons une heure et demie à deux heures ; pour un feu de jarret, quelquefois une heure et demie. Nous ne mettons jamais aucun onguent sur les parties cautérisées. Il faut éviter autant que possible de mettre les membres dans l'eau ; si les membres sont crottés, on les laisse dans cet état. Il ne faut jamais frotter sur les parties opérées. La résolution des engorgements a lieu, ainsi que les traces du feu qui disparaissent, dans un délai de six à dix mois, si le praticien fait exactement ce que nous prescrivons. Nous croyons nous être expliqué assez clairement pour qu'un praticien intelligent puisse mettre nos conseils à profit.

Fic.

42. — Excroissance plus ou moins volumineuse, élevée et multipliée. Ces tumeurs, dont le sommet est granuleux, apparaissent sur tous les points de la surface du corps, mais particulièrement aux paupières, au ventre, au fourreau, au pis des vaches ; quelquefois ils acquièrent un développement qui peut égaler la grosseur du poing. Il y a des petits fics qui paraissent aux trayons du pis des vaches, qui sont chiffus à leurs sommets ; ces sortes de fics tombent souvent sans qu'on leur fasse aucun remède. Pour les fics, nous avons employé avec succès le sulfure de potasse, cent-vingt grammes dissous dans soixante grammes d'eau ; on renferme la dissolution dans un vase bien bouché ;

puis avec un pinceau on en met sur les fics, deux fois par jour. On lave le pis avec de l'eau chaque fois qu'il est nécessaire de traire la vache. Quant aux fics qui ont un certain volume, qui saignent au moindre frottement, nous les enlevons avec le bistouri, puis nous cautérisons immédiatement avec un fer convenable à la partie à cautériser et incandescent; ensuite nous mettons de l'onguent égyptiac.

Fistule.

43. — Solution de continuité accidentelle, suppurant plus ou moins, sinueuse et profonde en forme de canal étroit, entretenu par une suppuration continuelle. Nous ne nous entretiendrons pas de toutes les fistules visibles situées à l'extérieur; nous ne parlerons que des fistules situées à la ganache, sur la nuque, au garot, au pied (javart encorné). — Voyez ces mots.

Forme.

44. — Tumeur molle dans son principe, par la suite dure et osseuse, comme une véritable exostose, qui survient à la couronne du pied du cheval, particulièrement sur les talons. Nous renvoyons pour le traitement à l'article *Exostose*.

Fourbure.

45. — Inflammation du tissu feuilleté situé entre l'os et le sabot du cheval et s'étendant sous la sole; ce tissu devenant malade par une cause quelconque produit une douleur des plus violentes à l'animal qui en est atteint; l'inflammation ne peut pas bien se développer par la raison que ce tissu se trouve entre deux corps solides, l'os et la corne du sabot et de la sole. La fourbure est d'abord à l'état aigu, mais passe vite à l'état chronique.

Fourbure à l'état aigu : Agitation des flancs, pouls tendu, fort, accéléré, donnant cinquante à soixante pulsations par minute; perte d'appétit, constipation; l'animal paraît frappé d'immobilité, se déplace difficilement; si ce sont les membres antérieurs qui sont affectés, il les porte en avant pour faire son appui sur les talons; si ce sont les membres postérieurs qui sont malades, il les rapproche du centre de gravité pour faire son appui, de même, sur les talons; mais le plus souvent le cheval ne peut se tenir longtemps debout, il reste plus souvent couché.

La fourbure à l'état chronique : La marche est la même qu'à l'état aigu, les pieds sont déformés, le cheval ne peut plus rendre le même service, il reste tarré.

Cause. — Un travail excessif, surtout sur un terrain caillouteux, des courses trop rapides, un refroidissement l'animal étant en transpiration, et boire de l'eau très-froide, un séjour trop prolongé à l'écurie. Pour nous, toutes les causes énumérées ci-dessus ne sont que des causes occasionnelles; la véritable cause existe dans les fluides qui sont plus ou moins gâtés.

La fourbure à l'état aigu affectant les membres antérieurs, pour faire une déplection, nous pratiquons la saignée aux ars (veines du poitrail); si la fourbure affecte les membres postérieurs, nous la pratiquons aux cuisses ; cependant, nous n'attachons pas beaucoup d'importance aux saignées, nous ne les répétons jamais; nous dirons aussi au praticien qu'il est indifférent où pratiquer les saignées, car l'équilibre existe toujours dans la circulation du sang, excepté aux parties affectées.

Traitement. — Nous déferrons le cheval et nous rattachons le fer avec quatre clous; nous mettons sur les pieds des cataplasmes de suie de cheminée ou de terre glaise délayée avec du vinaigre, ou nous enveloppons les pieds avec des chiffons et nous faisons verser continuellement pendant vingt-quatre heures de l'eau froide un peu salée sur les pieds affectés; nous faisons sur les membres quelques frictions d'eau ignée, dans le but de déplacer l'inflammation des pieds, l'eau ignée étant un puissant dérivatif; donner quelques lavements émollients, faire boire à l'eau blanche; à l'état chronique, nous mettons des cataplasmes émollients, puis ensuite de l'onguent de pied, et des fers ayant deux centimètres d'épaisseur et très-étroits et ne portant pas sur la sole ; nous les faisons porter à froid; ne jamais parer la sole. Que la maladie soit à l'état aigu ou chronique, nous administrons toujours notre toni-dépuratif; nous arrivons promptement à la guérison; si la maladie est chronique, le traitement est plus long, mais la guérison a généralement lieu. Nous en avons guéri qui avaient les sabots déformés, la sole bombée par l'os premier phalangien qui se trouvait dévié de sa position normale avec suppuration de cette partie; les chevaux se rétablirent dans quelques mois et rendirent de très-bons services pour le labour; les sabots ne revenaient presque jamais à l'état normal. Dans la fourbure chronique, il paraît quelquefois une forte claudication (boiterie), qui est la conséquence de la déviation de l'os du pied qui forme une éminence que l'on appelle croissant. Nous n'en faisons pas un article à part; le traitement est le même.

Fourchette (MALADIE DE LA).

46. — Cette partie du sabot du cheval est sujette à s'échauffer, s'irriter, se pourrir, suinter une humeur fétide, mordicante; c'est le commencement du crapaud. Il faut tenir les pieds propres; panser avec de l'onguent égyptiac; mettre des fers à éponges minces et courtes; abattre de la muraille des talons; ne pas toucher aux arcs-boutants; abattre de la fourchette si le mal a fait beaucoup de progrès; il faut employer de trois à cinq breuvages de notre toni-dépuratif. Vous arriverez promptement à la guérison, quand vous aurez détruit la cause qui produit cette suppuration fétide.

Fracture.

47. — Nous ne nous entretiendrons que des fractures qui ont lieu sur les membres des chevaux. Quand la fracture a lieu au-dessus du jarret sur le tibia (os de la jambe), ou sur le grand métacarpien (os du canon) pour les membres antérieurs, sur le cubitus (os de l'avant-bras), ou sur le métacarpien (os du canon); si les fractures qui arrivent sur les parties mentionnées ci-dessus sont en rave, on peut tenter la réduction; mais, si elles sont en flûte et divisées en plusieurs fragments qui quelquefois percent la peau, le mal est sans remède. Les fractures qui ont lieu dans d'autres parties sont presque toutes sans remède. Quand nous avons rencontré des fractures sur les parties mentionnées ci-dessus et sur des poulains, nous avons toujours eu du succès. Nous n'avons pas remis de chevaux au-dessus de l'âge de quatre ans; pour les poulains, nous faisons toujours la réduction, et plaçons l'appareil en mettant un torche-nez; puis, le pansement fait, nous les laissons en liberté; pour les chevaux de trois à quatre ans, un travail est presque toujours nécessaire; nous faisons la réduction quand le cheval est dans le travail. Voici comment nous procédons pour mettre notre ap-

pareil. Nous préparons de la suie tamisée; nous la délayons avec des blancs d'œufs; nous imbibons des compresses de filasse de ce mélange dont nous entourons la partie fracturée; nous mettons plusieurs compresses; puis nous avons quatre éclisses de chêne bien flexible, que nous posons perpendiculairement; nous avons deux bandes de toile d'une largeur de huit à quinze centimètres, suivant la partie fracturée, que nous tournons en spirale; nous les cousons de bas en haut ou de haut en bas en trois endroits différents pour que les bandes ne se dérangent pas. Nous lotionnons la partie avec une infusion de plantes aromatiques.

Pour faire la réduction, surtout celle en rave, il faut une force suffisante pour remettre les os fracturés bout à bout; mais, une fois replacés et la partie bien bandée sans être trop serrée ou pas assez, tout va bien; au bout de trente à quarante jours, la fracture est consolidée.

Pour un travail, il faut quatre poteaux, quatre traverses, dont deux feront moulinet pour monter et descendre à volonté, une barre sur le garot qui ne touche pas au cheval, mais qui l'empêche de se cabrer; des coussins de paille aux poteaux pour que le cheval ne se blesse pas; deux bandes de forte toile en double ou de cuir de Hongrie, de trente à quarante centimètres de largeur, qu'on assujettit de chaque bout au moulinet; l'une de ces bandes passe sous la poitrine et porte presque tout le poids du cheval; l'autre en arrière sous le ventre qui ne doit presque pas serrer ou que très-légèrement. On met une avaloire pour que le cheval puisse s'appuyer sur le derrière et une bricole pour lui soutenir le devant. Que les poteaux ne soient pas trop rapprochés pour que le cheval puisse se reposer en s'appuyant à droite ou à gauche; le travail trop étroit, le cheval ne pourrait pas se reposer et la fièvre pourrait le prendre, et il se débattrait continuellement; le travail trop large a un autre inconvénient : le cheval s'étant laissé aller à droite ou à gauche, étant trop penché, il ne peut plus se relever pour reprendre son aplomb; il se débat sans pouvoir retrouver un point d'appui.

Fumigation.

48. — Voyez *Désinfection.*

G

Gale.

49. — Gale du cheval, maladie cutanée (de la peau) qui affecte toutes les parties du corps, mais particulièrement le garot, les épaules, la queue, la crinière (rouvieux); ces parties affectées sont quelquefois très-enflées et les crins tombent par des frottements répétés; car le cheval affecté de cette maladie souffre beaucoup.

Traitement extérieur. — Bassiner très-souvent les parties affectées avec des émollients: l'eau de mauve, de guimauve, de morelle, d'eau de graine de lin; quand l'irritation est calmée, nous nettoyons avec une lessive du savon et du sel; ensuite on emploie des lotions, des frictions anti-psoriques. Voyez la recette contre la gale à la fin du volume. Quand la maladie est ancienne, elle est susceptible de se reproduire; le sang étant vicié, il faut le purifier; administrer quatre à cinq jusqu'à huit portions de notre toni-dépuratif, suivant l'ancienneté de la maladie. En employant ce moyen, vous êtes sûr que la maladie ne se reproduira pas, et quelques mois après le traitement on aura peine à croire que ce soit le même cheval, tant il aura changé. Nous n'employons jamais d'onguent, surtout de l'onguent mercuriel, que nous regardons comme très-nuisible. Nos frictions d'eau ignée font mourir les insectes qui se développent dans la gale.

Pour la gale du mouton, du chien, du chat, on emploie du sulfure de potasse en lotion, à la dose de trente grammes par litre d'eau; on emploie également le tabac en carotte en infusion, à la dose de trente à quarante grammes par litre d'urine ou de vinaigre. On peut lotionner de même le cheval quand la gale est étendue sur une grande surface.

Gastrite.

50. — Maladie de l'estomac chez le cheval. D'après Broussais qui attribuait cette maladie au sang, par ce fait il le répan-

dait avec profusion; comme font encore les partisans de cette funeste méthode, qui joignent à cela une diète absolue.

Symptômes de cette maladie. — Chez le cheval, de légères coliques; chez la vache et chez le mouton, on voit la marche qui n'est pas comme à l'ordinaire; l'animal paraît le corps tout d'une pièce; sa marche est plus lente, le dos courbé, le flanc gauche tendu; il se plaint, surtout en marchant; il y a quelquefois dévoiement mais le plussouvent constipation; la fiente est noire et sèche, de petits crotins. Quand la maladie paraît, il y a plusieurs jours que l'animal en est atteint sans qu'on l'ait vu.

Voici notre manière de traiter les animaux qui nous sont présentés atteints de cette maladie. Pour le cheval, nous lui administrons deux à trois cents grammes de sulfate de soude dans un demi-litre d'eau de graine de lin, avec cent à cent cinquante grammes d'élixir calmant de Lebas ou cinquante grammes d'éther sulfurique; on peut répéter ce breuvage en mettant un jour d'intervalle; quelques lavements émollients, de l'eau blanche, un peu de diète. Pour le mouton, nous lui administrons soixante à quatre-vingts grammes de sulfate de soude dans deux verrées d'eau de lin; nous répétons le breuvage en mettant un jour d'intervalle. Beaucoup de moutons meurent de cette maladie après huit ou douze jours de souffrances.

Nous rencontrons fréquemment cette maladie chez la vache comme chez le mouton; l'estomac appelé le feuillet est affecté; cette maladie ne fait pas mourir les vaches (il y a des exceptions), mais elle les fait maigrir, perdre leur lait, cause l'avortement, et souvent elles deviennent inféconde (stériles).

Traitement pour la vache. — Le premier jour, administrer quatre à cinq cents grammes de sulfate de soude dans un litre d'eau de graine de lin; répéter cela en mettant un jour d'intervalle, si onest obligé de répéter trois ou quatre fois; au deuxième breuvage, on administre avec le sulfate de soude trois ou quatre bols de notre toni-dépuratif; répéter de même pour les breuvages qui se succèdent; mais, quand on donne des bols, on met deux jours d'intervalle d'un breuvage à l'autre. Les jours que l'on ne donne pas de breuvage, on donne le matin de la poudre de gentiane à la dose de soixante grammes dans un litre de cidre ou de vin; nous mettons quelquefois un séton au fanon avec de l'onguent vésicatoire et un peu d'éllébore (herbe à la pommelière).

Régime. — Un peu de diète, de l'eau blanche, et tous les soirs donner un litre et demi d'eau de graine de lin, pendant six à huit jours. Notre manière de traiter est toujours couronnée de succès.

Gastro-entérite aiguë du cheval.

51. — Quelquefois, c'est la maladie charbonneuse. Les symptômes sont la tristesse, une légère anxiété; tête basse, pesante, portée dans la mangeoire, les paupières demi fermées; puis vient la couleur rouge demi-jaunâtre à la conjonctive (membrane qui forme le blanc des yeux); les yeux larmoient, la respiration est profonde et saccadée; perte d'appétit, sécheresse de la langue qui est pâteuse et rouge; il y a soif, raideur de la colonne dorso-lombaire et des extrémités, puis engorgement de ces mêmes extrémités et du scrotum (enveloppe des testicules), moisissure de cette peau qui recouvre les testicules; flanc retroussé, cordé; quelquefois, il se manifeste des douleurs de ventre, des tremblements partiels, surtout aux parties antérieures; le cheval n'ose se déplacer; le crotin est noir, quelquefois coiffé; les urines sont rares et huileuses. On voit que tous ces symptômes sont formidables.

Par notre moyen, nous en triomphons facilement et promptement. Voici notre manière de traiter cette maladie, où les fluides sont gâtés et ont acquis d'une manière si générale un haut degré de putréfaction pour affecter si profondément toutes les parties de l'individu.

Régime. — Nous supprimons l'avoine; on donne de bonne paille mélangée de bonne luzerne, de l'eau blanche farineuse tiède et à volonté; quelques lavements émollients; des couvertures si la température n'est pas chaude; nous faisons mettre des cataplasmes émollients sur les lombes (reins); répéter cela tous les jours; mais nous ne les laissons pas la nuit. On frictionne légèrement cette partie et on la couvre pour la tenir chaudement.

Pour le traitement interne, nous administrons le premier jour cent grammes de sulfate de soude dans un demi-litre d'eau de graine de lin avec un demi-bol de notre toni-dépuratif; puis nous mettons deux jours d'intervalle de la première dose à la deuxième; si on l'entend mieux, en supposant que l'on administre la première dose le dimanche, on administre la deuxième le mercredi; continuer de même jusqu'à guérison en augmentant les doses de bols, s'il est convenable, suivant l'effet de la dose précédente, lesquels effets sont que la fiente soit liquide le lendemain de la prise de la dose; on augmente insensiblement les doses d'un demi-bol à un bol, et quelquefois jusqu'à un bol et demi et deux bols; mais, sans sulfate de soude, il est rare qu'il faille dépasser cette quantité; puis d'ailleurs cela dépend de la sensibilité de l'animal; c'est vingt-quatre heures après la prise de la dose que le cheval doit fienter mou; quand l'animal paraît trop fatigué, qu'il ne mange pas ou peu, qu'il ne prend pas bien l'eau blanche, il est urgent de lui administrer un demi-litre de vin sucré et tiède, mélangé d'un demi-litre d'eau de riz. La guérison a lieu en dix, douze ou quinze jours au plus. Nous ne passons pas de séton, car dans ce cas l'hémorragie ou la gangrène sont à craindre.

Gastro-entérite des bêtes bovines (SANG DE RATE).

52. — Maladie qui se montre toujours très-grave dans le bœuf et la vache.

Symptômes. — Marche difficile, chancelante; dégoût des aliments et des boissons, suspension de la rumination, perte de lait chez les vaches, sensibilité de la colonne vertébrale, les cornes et les oreilles alternativement froides et chaudes; la bouche d'abord sèche et chaude devient remplie de bave écumeuse ou filante; mouvement des mâchoires, craquement des dents; parfois, la bête se couche et se relève alternativement; il y a adynamie (faiblesse), puis diarrhée (dévoiement); des tremblements partiels aux cuisses, aux épaules; les urines d'un brun noirâtre. La mort a presque toujours lieu après deux, trois, quatre à cinq jours au plus de maladie; il y en a qui meurent sans presque se debattre et d'autres qui ont des mouvements convulsifs très-violents; ils rendent au moment de mourir du sang par le rectum (fondement) et par les nasceaux.

Cette maladie qui est très-grave offre peu de chance de pouvoir guérir l'animal qui en est atteint; si on emploie la saignée, la mort a lieu quelques heures après; on ne peut pas même l'employer comme moyen préservatif. Notre expérience nous a appris que les vaches qui auraient la maladie sans que rien ne paraisse à l'œil du meilleur observateur praticien, avec des saignées de précaution, les bêtes succombent quelques jours après.

Traitement. — Nous nous bornons à des cataplasmes sur les lombes (reins), quelques lavements, quelques portions de sulfate de soude à la dose de deux à trois cents grammes dans un litre d'eau de graine de lin; nous ajoutons soixante à quatre-vingt grammes d'acétate d'ammoniaque pour relever les forces de l'animal; administrer de temps en temps quelques litres d'eau de graine de lin ou de guimauve; il faut toujours faire prendre par petites gorgées et lentement pour que le médicament puisse aller dans la caillette, donner de l'eau blanche farineuse. Mais, généralement, les animaux atteints de cette grave maladie ne veulent rien prendre, meurent promptement, quelquefois sans qu'on les ait vus malades.

Glossanthrax.

53. — Affection charbonneuse. Cette maladie se manifeste à la langue dans tout l'intérieur de la bouche, le pharynx, le larynx et le palais des herbivores, chez les chevaux, les ânes, les mulets, les bœufs, les vaches, mais plus particulièrement les bêtes bovines. Autrefois cette maladie était beaucoup plus fréquente qu'aujourd'hui; on trouve dans les ouvrages anciens et modernes sur l'art vétérinaire que cette maladie avait un caractère épidémique; elle fit beaucoup de victimes en France en 1514, 1682, 1705, 1713, 1751, 1761, 1762, 1780, 1801, 1821, et de nos jours elle est très-rare.

Cette maladie contagieuse peut se transmettre de l'animal à l'homme; elle se manifeste promptement; les premiers symptômes sont la tristesse, le refus de toute espèce d'aliment, la cessation de la rumination, fièvre violente, prostration des forces, les flancs agités; l'animal chancelle, tombe et meurt. Tous ces phénomènes se succèdent dans un délai de quinze à trente heures. Du moment que les désordres locaux sont établis avant que l'on ait vu l'existence du mal, la mort a toujours lieu. Cette maladie a du rapport avec la maladie aphteuse que l'on appelle cocotte, qui a fait beaucoup de ravages en France à quatorze ou quinze fois différentes; en 1841, elle fit beaucoup de victimes, surtout sur les bœufs qui étaient en voyage pour Paris et sur les vaches qui partaient des herbages pour les départements du Loiret, d'Eure-et-Loir, de Seine-et-Oise et de la Seine; ils mouraient tous gangrenés, la chair entièrement gâtée.

Pansement du charbon dans la bouche. — Il faut ouvrir les vésicules (petite tumeur qui contient de la sérosité); il faut éponger cette matière, ensuite cautériser avec la pierre infernale ou de l'acide sulfurique mélangé d'eau, puis laver les parties avec de l'acide sulfurique de moitié d'eau très-pure; on gargarise de temps en temps avec une forte infusion de plantes aromatiques dans du vin animé d'alcool camphré; on donne trois fois par jour du chlorure d'oxyde de sodium (sel de soude), à la dose d'une cuillerée à café dans une bouteille d'eau; donner de l'eau blanche farineuse un peu acidulée, puis des portions de gentiane dans du vin ou du cidre, à la dose de soixante grammes pour un litre de vin ou de cidre; on peut le lendemain donner de l'acétate d'ammoniaque, à la dose de quatre-vingts à cent grammes pour un litre de vin.

Gourme.

54. — Les symptômes sont à peu près les mêmes que ceux du *Coryza* et de l'*Angine:* pésanteur de tête, tristesse, dégoût, paresse et nonchalance; rougeur de la membrane nasale qui secrète une humeur limpide, qui ne tarde pas à devenir épaisse, plus ou moins blanche et floconneuse; quelquefois, les symptômes sont plus graves: il y a mal de gorge, inflammation des glandes dans l'auge, quelquefois dépôt, difficulté de respirer, toux; quand le dépôt sous la ganache vient à suppuration, le cheval peut se trouver débarrassé en huit à dix jours; mais quelquefois la tête devient enflée, il y a mal de gorge, le cheval rend une bave visqueuse; il y a abattement des flancs, respiration sifflante; il tousse plus rarement; mais la poitrine est affectée; il y a du danger; quelquefois la maladie passe à l'état chronique; le cheval boîte quelquefois, tantôt d'un membre, tantôt d'un autre; engorgement des extrémités, poil mauvais, pas de vigueur, souvent inflammation d'une saignée; quelquefois, la maladie dégénère en catarrhe pulmonaire. La gourme peut affecter plusieurs fois le même individu; elle n'est pas contagieuse comme beaucoup de personnes le croient; cependant il est toujours bien de mettre à part les animaux qui en sont atteints.

Traitement. — Si le cheval a mal de gorge, on recouvre

cette partie d'un morceau de drap de laine; on se borne à lui faire des bains de vapeur émollients; on frictionne les glandes parotidiennes une fois par jour avec de l'onguent populeum; on peut faire manger de la poudre de réglisse dans du miel avec un petit batonnet auquel on aura mis un chiffon pour introduire dans la bouche du cheval; donner de bonne eau blanche farineuse; quelquefois un séton à la poitrine enduit d'onguent vésicatoire; si le cheval n'a pas mal de gorge ou si le mal de gorge est passé, qu'il soit toujours souffrant, il faut lui administrer de trois à six breuvages, suivant la gravité de la maladie et son ancienneté.

Le cheval guérit radicalement avec trois à six breuvages de notre toni-dépuratif. Il y a des personnes partisantes des saignées de précaution, pour empêcher, disent-elles, que les chevaux n'aient la gourme; erreur funeste qui cause très-souvent d'assez grandes pertes aux cultivateurs qui achètent les poulains qui ont été saignés; car les saignées empêchent que cette crise puisse se bien faire.

En 1845, nous fûmes appelés pour donner des soins à un cheval âgé de trois ans, d'une grande valeur. Le cheval mangeait peu, avait la fièvre. Nous diagnosticâmes la fin prochaine de cet animal. Un autre vétérinaire fut appelé en second; il nous dit que le cheval était paralysé; nous n'étions pas de son avis; nous lui fîmes observer un cordon d'inflammation sur la partie interne de la cuisse droite, provenant de l'intérieur et descendant sur la cuisse d'une longueur de 15 centimètres. Nous le priâmes d'ausculter la poitrine parce que nous étions persuadés qu'il y avait un dépôt dans cette partie; enfin, notre confrère ne fut pas de notre avis; quatre jours plus tard, le cheval meurt. Nous fîmes avec notre confrère l'inspection anatomique, et nous trouvâmes un dépôt dans la poitrine, et deux autres dépôts dont un dans chaque cuisse; rien de ces dépôts ne paraissait à l'extérieur, excepté le cordon d'inflammation à la cuisse droite. Chaque fois que ce cheval paraissait avoir quelque indisposition, le propriétaire du cheval avait recours à la saignée; il fut saigné à six ou sept fois différentes en dix-huit mois. Voilà comment on empêche les chevaux de jeter leur gourme, en suivant la funeste méthode de Broussais.

H

Habitation.

55. — Nos animaux domestiques sont comme nous : l'air, la lumière, la chaleur leur sont indispensables ; mais il faut que l'air soit pur ; aucun corps vivant ne peut subsister sans air, dont le renouvellement continuel est indispensable au maintien de la vie qui le vicie de plusieurs manières en lui enlevant de l'oxygène, lui abandonne de l'azote et de l'acide carbonique ; tout air qui ne se renouvelle pas devient promptement mortel aux êtres vivants qu'on y renferme, ou, s'ils n'en meurent pas, ils sont atteints de maladies plus ou moins graves.

Une habitation pour être saine doit offrir un espace qui permette à chaque animal de se mouvoir et se coucher librement ; un volume d'air proportionné au nombre d'animaux qui y sont logés. La température la plus favorable à la santé des animaux domestiques est celle de dix à dix-huit degrés. L'habitation doit être sur un terrain élevé ; qu'il y ait inclinaison pour l'écoulement des liquides, qu'il soit pavé en brique sur champ ou, qu'on y mette de la marne ; les murs et les plafonds blanchis ; il faut des croisées et des ventilateurs assez élevés pour que l'air ne tombe pas sur les animaux. On pratique les ventilateurs dans les murailles ; on les fait en forme de boîte aux lettres, mais à l'opposé que l'inclinaison soit en dehors de manière que l'air du dehors glisse des parois des murs au plancher ; que les ouvertures de ces ventilateurs aient vingt à trente centimètres d'ouverture de bas en haut, et une longueur dans leur traverse de cinquante centimètres. On estime qu'avec un système d'ouverture bien combiné chaque cheval ou vache doit trouver une capacité moyenne de trente à trente-six mètres cubes d'air ; on l'obtient en donnant à l'écurie une hauteur de quatre mètres, et à chaque cheval en largeur un mètre quarante-cinq à un mètre cinquante-cinq, et en profondeur, pour le cheval et la mangeoire, quatre mètres. Les ouvertures sont en rapport de nombre avec la capacité de l'écurie et sa population. On ferme les ventilateurs avec des toiles ou des paillassons, suivant la température. Si vos écuries ou étables ne sont pas pavées, je vous donne le conseil d'en renouveler le sol tous les deux ou trois ans. Il se dégage du sol des écuries, des étables et des bergeries, qui quelquefois n'a jamais été renouvelé, du gaz ammoniaque qui est nuisible à la santé des animaux; cela agit sur la matrice des vaches et des brebis, détruit l'embryon (germe) ou le petit, cause l'avortement. Enlevez trente centimètres de terre que vous remplacerez par d'autre terre, que vous enleverez de nouveau après deux ou trois ans de séjour; vous vous en trouverez bien pour la santé de vos animaux, et cela vous procurera un excellent engrais.

Quand on a des moutons pris d'indigestion gazeuse (enflure), on se trouve bien de les mettre dans une bergerie bien close où il y a du fumier. Pourquoi se trouve-t-on bien de ce moyen? C'est parce que le sol et le fumier contiennent de l'ammoniaque que les moutons respirent; ce gaz ammoniacal a la propriété d'absorber les gaz qui sont dans le rumen (panse).

Je vais me permettre de faire une observation aux cultivateurs: la plupart des praticiens vétérinaires qui n'ont pas de diplôme n'ont pas les connaissances nécessaires pour enseigner l'hygiène vétérinaire; il y en a quoique qui, possédant les connaissances hygiéniques, ne l'enseignent pas; c'est l'égoïsme qui étrangle la vertu.

Hémorragie.

56. — Hémorragie produite par un instrument tranchant ou en pratiquant une opération chirurgicale. On emploie des compresses d'amadou, des bandages; on fait des lotions en versant sur la partie malade de l'eau froide salée, un peu vinaigrée, quelquefois la cautérisation avec un fer incandescent (chauffé à blanc); le repos, la diète; mais, si le vaisseau ou l'artère qui est blessé a une certaine dimension, il faut en faire la ligature. Si l'hémorragie vient de l'intérieur, on l'appelle hémoptysie; évacuation du sang par la bouche, par les naseaux; cela est quelquefois les symptômes d'une lésion irrémédiable qui peut provenir de quelque effort violent ou un ulcère interne, quelques vaisseaux ou artères anciennement malades, un anévrisme (dilatation des parois d'un artère); si ces hémorragies sont abondantes, l'animal qui en est atteint est en danger; la diète, le repos, l'eau froide acidulée en boisson,

en lavage dans la bouche, les naseaux et sur la tête; de l'eau froide en lavement.

Dans quelques cas pas trop graves, nous nous sommes bien trouvés de l'emploi de notre toni-dépuratif : quelques faibles doses administrées à deux jours d'intervalle.

Hématurie (PISSEMENT DE SANG).

57. — C'est le résultat de la rupture des vaisseaux des organes urinaires, lésions des reins, de la vessie, des contusions, des efforts des lombes; symptômes chez le cheval qui paraît presque toujours tranché, se couche et se relève souvent, ploie les reins; ne rendant qu'une petite quantité d'urine plus ou moins colorée, ou n'en rendant pas ou qu'un petit filet de sang.

Traitement. — Le repos, la diète, des lavements purgatifs, cent grammes de sulfate de soude pour un lavement composé de plantes émollientes (mauve ou graine de lin); de l'eau blanche, des cataplasmes émollients sur les lombes (reins). La main introduite dans le rectum, on trouve presque toujours la vessie pleine, sur laquelle il faut faire une pression d'avant en arrière, la main posée à plat sur la vessie, et augmenter la pression graduellement pour parvenir à faire sortir les urines. S'il n'y a pas de lésion trop grave, on obtient facilement la guérison avec trois à cinq breuvages de notre toni-dépuratif.

Pour le bœuf ou la vache atteints d'hématurie, les symptômes se remarquent par une chaleur étrangère, une grande sensibilité tout le long du rachis (épine du dos), perte d'appétit, fièvre; les urines sortent avec effort; il y a constipation ou la diarrhée; sécheresse du mufle, perte de lait.

Nous ne nous entretiendrons pas, dans notre traité de médecine vétérinaire, de l'hématurie chez l'espèce ovine. Nous donnons le conseil de donner pour chaque mouton, et tous les jours pendant une dizaine de jours, soixante grammes de sulfate de soude, dans la quantité de boisson que chaque mouton peut boire par jour qui doit être de l'eau très-pure. Le sulfate de soude est un très-bon purgatif pour le mouton et pour l'espèce bovine. Si cette maladie n'est pas le résultat d'accidents, elle est le résultat de sérosité qui se pose sur les organes mentionnés dans cet article, et qui produit des inflammations qui déchirent les tissus, les vaisseaux. Nous le répétons, le moyen le plus sûr et le plus efficace est la purgation, qui a la propriété de retirer de la circulation du sang cette sérosité, cause de tout désordre.

Hépatite.

58. — Inflammation aiguë ou chronique du foie qui produit l'ictère (jaunisse).

Les signes de cette maladie sont une teinte jaune très-apparente dans le blanc des yeux, sur la muqueuse de la bouche, des narines; les urines sont d'un jaune brun très-foncé, crotin sec; le cheval est triste, abattu, et perd l'apétit; douleur abdominale sur le côté droit.

Régime. — De bonne eau blanche, bonne nourriture; donner quelques lavements émollients, employer notre toni-dépuratif; vous entriompherez avec six ou dix breuvages de toni-dépuratif, suivant l'ancienneté de la maladie.

Pour l'espèce bovine, les symptômes sont les mêmes. Nous conseillons d'employer le même traitement; seulement, il faut des doses une fois plus fortes pour la vache que pour le cheval. Le sulfate de soude, à la dose de quatre à cinq cents grammes pour un litre d'eau émolliente, convient à l'espèce bovine.

Hernie.

59. — Descente, effort. Ce mot désigne toute tumeur formée par la sortie d'un viscère, organe contenu dans les cavités splanchniques; ces cavités sont au nombre de trois: le crâne, le thorax (poitrine) l'abdomen (ventre). Nous ne trouvons pas convenable de nous étendre dans cet ouvrage sur la nomenclature de quatorze ou quinze hernies qui ont des noms différents, suivant les parties affectées; nos longs détails avec tous les termes techniques ne pourraient être d'aucune utilité pour les cultivateurs à qui nous destinons cet ouvrage; nous ne nous entretiendrons que des hernies inguinale, ombilicale, abdominale. La hernie inguinale est une portion d'intestin qui s'est engagée par l'anneau inguinal (ouverture naturelle par où passe le cordon des testicules); si cette hernie n'est pas réductible, elle entraîne toujours la mort; quelquefois, c'est l'épiploon qui est engagé par l'anneau inguinal; alors il y a moins de danger; nous conseillons dans ce cas de faire la castration après la réduction. La hernie ombilicale (hernie du nombril) ne se

rencontre que chez les jeunes sujets; on y met des casseaux (comme quand on fait la castration après la réduction de la hernie inguinale); la poche est prise par les casseaux qui touchent bien contre l'abdomen (ventre); les deux lèvres de la peau qui sont en rapport se soudent bien; on met deux petites chevilles passées dans la peau en dessous des casseaux pour les empêcher de glisser; les casseaux doivent avoir un centimètre et demi de largeur, et à peu près autant d'épaisseur, suivant la longueur qui doit être de dix à douze centimètres, afin qu'il ne ploie pas. Pour faire la réduction de la hernie ombilicale, il faut que le poulain soit mis par terre et placé sur le dos. Quand nous exercions l'art vétérinaire dans le département du Cher (pays d'élèves), nous avons employé ce moyen, qui nous a toujours réussi.

Pour la hernie ventrale, qui est toujours le résultat d'accidents (de coups dans le ventre), il faut faire le plus promptement possible la réduction de la hernie, faire des points de suture, si la peau est déchirée, mettre un bandage et verser de l'eau froide continuellement pendant quinze à vingt-quatre heures sur la partie blessée. Ce moyen est très-efficace pour prévenir les inflammations. Nous ne décrirons pas la manière de faire les points de sutures, par la raison que nous conseillons d'appeler immédiatement un vétérinaire, ayant par ses études les connaissances acquises pour opérer dans ces sortes d'accidents toujours très-graves.

Les animaux qui ont une mauvaise santé peuvent dans un grand nombre de cas avoir des hernies par relâchement des parties contenantes; la plupart des hernies dont nous n'avons pas donné la nomenclature proviennent des relâchements des tissus, par l'effet d'une mauvaise santé. Apprenez à employer notre toni-dépuratif, et dans un grand nombre de cas vous vous en trouverez bien.

Hydrocèle.

60. — Hydropisie du scrotum (enveloppe des testicules). C'est de la sérosité épanchée dans cette poche qui n'est souvent que l'un des symptômes d'une affection plus grave. Le cas n'étant pas trop grave, quelques portions de notre toni-dépuratif feront disparaître cette hydropisie, sans rien faire à l'extérieur.

Hydrocéphale.

61. — Hydropisie du crâne, épanchement de sérosité dans cette partie; à l'hydiocéphale congéniale il n'y a pas de remède. Quand l'hydropisie du crâne n'est pas congéniale, elle n'est pas toujours mortelle.

Cette maladie s'annonce presque toujours à l'état aigu, et arrive plus particulièrement à des animaux fiers, irritables, qui ont les yeux vifs, qui sont difficiles. Les causes occasionnelles sont souvent primitives : ce sont des coups de soleil, des blessures sur la tête, des frayeurs subites, des courses rapides, des accès de colère dont les animaux irritables ne sont pas exempts.

Symptômes. — Douleur continuelle et violente à la tête; l'animal se frotte les yeux, le nez; il a la fièvre, il a des symptômes de vertige, il succombe à cette violente maladie dont on ne connaît bien le siége qu'après l'inspection du cadavre, et souvent cette maladie est compliquée d'autres désordres qu'au cerveau. Pour enlever cet épanchement sur le cerveau, nous n'avons pas de moyen mécanique; pour pouvoir retirer cet épanchement, il n'y a donc que l'absorption, et, pour qu'elle se fasse, il faut que les fluides soient purifiés. Comment les purifier? Nous ne connaissons que les purgatifs, employés à doses convenable et répétés un nombre de fois suffisant.

Je vais vous donner une idée comment les épanchements sont absorbés. Quand on se fait une blessure par contusion, la partie contusionnée devient noire, violette; cela tient à du sang épanché dans cette partie par l'effet de la contusion; au bout de quelques jours, tout cela a disparu; comment cela a-t-il disparu? C'est le sang qui a repris dans son cours ce qui était épanché dans cette partie contusionnée, que ce soit épanchement de sang ou de sérosité; pour que cela disparaisse, il faut que le sang soit purifié. J'ai l'expérience, par plus de trente-cinq ans d'exercice dans la médecine vétérinaire, que beaucoup d'épanchements, comme des parties relâchées, sont souvent l'effet d'une cause malfaisante qui existe dans les fluides pour produire les épanchements et les relâchements des tissus. Il est positif que notre traitement qui a la propriété de purifier le sang donne toujours un résultat satisfaisant.

Immobilité.

62. — Nous ne nous entretiendrons que de l'immobilité chez le cheval.

Symptômes. — Au commencement de cette maladie, l'animal paraît hébété, exécute ses mouvements très-lentement; mais, quand la maladie a fait des progrès, il est dans l'impossibilité absolue de reculer; les membres antérieurs étant croisés l'un sur l'autre, il ne peut les déplacer; si vous voulez le faire reculer, il tourne la tête à droite ou à gauche; les membres antérieurs traînent sur le sol et les postérieurs restent dans une immobilité complète; si vous le châtiez durement, il se cabre, tombe quelquefois; s'il lance des ruades, cela se fait avec la rapidité de l'éclair. Quand la maladie n'est pas très-avancée, le cheval en sortant de l'écurie annonce de la vigueur; mais, quelques heures après, il tombe dans un état comateux, baisse la tête; les yeux paraissent ne pas fonctionner; rien de ce qui l'entoure ne paraît attirer son attention; il tire rarement au râtelier; il mange l'avoine très-lentement, broie deux ou trois fois, puis il s'arrête; le cheval dans cet état n'est plus propre à aucun service; il est même dangereux de s'en servir. Nous avons la certitude que cette maladie est une affection du cerveau et du canal rachidien. Quand elle est bien manifestée, elle est toujours incurable. Nous ne prescrivons aucun traitement.

Indigestion.

63. — Nous ne nous entretiendrons dans cet article que de l'indigestion gazeuse chez les ruminants. Pour ce qui concerne le cheval, nous renvoyons à l'article *Colique*.

Ces indigestions chez le bœuf, la vache, le mouton et la chèvre, sont presque toujours le résultat d'une certaine quantité de fourrage vert mangé trop promptement et en trop grande quantité; les indigestions gazeuses ont lieu quelquefois sans que l'animal ait mangé du vert, ayant mangé du mauvais fourrage moisi, pris de l'eau corrompue par des décompositions des parties animales ou végétales.

Symptômes. — Le ventre devient ballonné et résonne comme un tambour; on entend des gémissements et il y a perte d'appétit et de lait; la rumination se fait plus lentement et plus rarement; l'animal peut avoir une mauvaise santé, ce qui dispose à avoir des indigestions, et les autres qui sont dans la même étable et soumis au même régime n'en ont pas. Le plus souvent les cultivateurs n'ont rien pour remédier à ces sortes d'accidents. Nous leur conseillons d'administrer à la vache ou au bœuf un litre d'eau froide dans lequel on aura mis une grande poignée de sel de cuisine, cent soixante à deux cents grammes, broyé fin. On lève la tête de l'animal un peu haut et on lui fait prendre cela promptement à grande gorgée, pour que le remède tombe dans le rumen (panse); puis on met sur le côté gauche et sur le dos des compresses d'eau froide salée. Ces moyens étant insuffisants, on ajoute dans une bouteille d'eau froide quinze à vingt-cinq grammes (*une à deux cuillerées*) d'ammoniaque liquide (alcali volatil) ou bien trente à quarante grammes d'éther sulfurique; mais, si on se trouvait dans la nécessité de sacrifier l'animal pour la boucherie, il ne faudrait pas lui administrer de l'éther ni de l'alcali volatil, car la viande aurait l'odeur et le goût de ces substances. Nous avons l'habitude d'administrer trois à quatre cents grammes de sulfate de soude que nous avons préalablement fait dissoudre dans un demi-litre d'eau de graine de lin; et nous ajoutons un demi-litre d'eau froide; puis au moment de faire prendre cette préparation, nous mettons dans la bouteille trente à quarante grammes d'éther sulfurique; nous tenons la bouteiller bouchée que nous débouchons et rebouchons à chaque fois que nous sommes forcés de nous arrêter, pendant que nous faisons prendre le breuvage. Mais, quand le flanc est très-tendu, l'animal est près d'être asphyxié; dans un pareil cas, il ne faut pas temporiser : il faut faire à temps et promptement la ponction du flanc gauche et du rumen; on s'arme du bistouri à lame bien pointue; dans la partie où la lame du bistouri est attachée, on entortille un petit chiffon bien serré pour que la lame ne varie pas, et pour éviter de se blesser; vous frappez d'une main bien assurée et rapidement pour bien couper la peau et le rumen (panse); c'est dans la partie supérieure et au milieu du flanc gauche qu'il faut opérer, à égale distance du cercle cartilagineux, des côtes, de l'angle de la hanche et de la hauteur des apophyses (traverses des vertèbres lombaires); douze centimètres, environ, du cercle cartilagineux, douze centimètres de l'angle de la hanche et douze centimètres des apophyses. On peut sans inconvenient s'écarter un peu de ce point; mais il importe essentiellement de ne pas ouvrir le flanc trop près des apophyses, ni trop bas, car les aliments pourraient couler dans l'abdomen et cela causerait la mort. Il faut un bout de bois de sureau de dix à douze centimètres de longueur auquel on aura attaché à un bout une ficelle dans une petite entaille que l'on aura pratiquée, pour que cette ficelle tienne bien au bout du sureau; on fait un anneau à cette ficelle et dans cet anneau on passe une petite sangle ou une corde qui fait le tour de l'animal pour assujettir le bout de sureau et qu'il ne puisse tomber dans le rumen; par ce moyen, l'ouverture de la peau et du rumen se trouvent en rapport et les gaz sortent facilement. Si on s'est servi du trois-quarts pour faire la ponction, ce qui est plus commode, on aura la canule qui vaudra mieux que le bout de sureau. Si des aliments contenus dans le rumen obstruaient la canule ou le bout de sureau, on y passerait une petite baguette pour déboucher; trois ou quatre jours après l'opération, on retire la canule, puis on met sur la plaie un emplâtre de térébenthine ou de poix de bourgogne fondue avec un peu d'essence de térébenthine et de la filasse taillée fine.

Nous faisons souvent un traitement comme dans d'autres cas de maladie; nous employons notre toni-dépuratif avec le sulfate de soude; souvent le sulfate de soude est suffisant, en répétant cela deux ou trois fois à la dose de quatre à cinq cents grammes de sulfate de soude dans un litre d'eau émolliente, et en mettant un jour d'intervalle entre chaque portion. Nous répétons que l'animal peut ne pas avoir une bonne santé avant que l'indigestion gazeuse ne se manifeste; c'est pour cela que nous lui faisons l'application d'un traitement purgatif ou toni-dépuratif, si le traitement que nous recommandons par le sulfate de soude ne suffit pas.

L'indigestion gazeuse est rare chez le cheval, mais elle est beaucoup plus grave que chez les ruminants; le sainfoin vert, trèfle, la luzerne mouillée ou couverte de gelée blanche, ou échauffée après avoir été coupée, sont très-nuisibles. Chez les chevaux à qui on donne de tout en profusion pour les engraisser, par ce fait, les organes sont surchargés d'aliments, joint à cela le manque d'exercice ou on les fait courir quelquefois assez rapidement après plusieurs jours de repos; si l'indigestion gazeuse a lieu quelquefois, c'est souvent une entérite aiguë qui fait périr le cheval dans quelques jours. Nous renvoyons pour le traitement à l'article *Colique*.

Pour l'indigestion gazeuse du mouton et de la chèvre, le traitement est le même, mais les difficultés sont plus grandes; car, si on a dix ou vingt moutons atteints d'indigestion gazeuse, comment faire pour administrer dix ou vingt breuvages, composés de chacun un verre d'eau froide et d'une demi-cuillerée d'ammoniaque liquide ou une cuillerée d'éther sulfurique. Je vous conseille un autre moyen. Mettez le plus promptement possible les moutons atteints d'indigestion gazeuse dans une bergerie où il y a beaucoup de fumier, et qu'elle soit bien close; ce moyen est efficace, par la raison que le fumier de mouton contient de l'ammoniaque que les moutons respirent, et cela absorbe le gaz acide carbonique qui est dans le rumen (la panse) de chaque mouton.

Inoculation.

64. — Introduction artificielle d'un virus quelconque dans la circulation du sang, mais secrété par un animal malade, lequel produit peut développer la maladie chez un autre animal bien portant. Ce mot d'inoculation s'applique plus particulièrement à l'insertion du claveau dans l'épaisseur de la peau des bêtes à laine. Ce virus que l'on appelle claveau vient de la clavelée, maladie épizootique et contagieuse particulière aux bêtes à laine et qui en détruit beaucoup. Cette maladie a assez de rapport à la petite vérole chez l'espèce humaine. Elle se manifeste à l'extérieur par une inflammation de la peau suivie d'éruption partielle ou générale; des boutons qui s'enflamment secrètent de la sérosité claire, puis se dessèchent et tombent. Ces boutons sont arrondis, plus ou moins saillants, variables en grosseur et en nombre; ils ont leur siége sur les parties qui n'ont pas de laine : à la face interne des avant-bras et des cuisses, au pourtour des yeux, au nez, aux lèvres, au bas-ventre, aux mamelles. La maladie fait plus de victimes dans les grandes chaleurs et les grands froids que par une température modérée.

L'opération de la clavelisation se fait avec la lancette. On pratique l'opération en mettant le mouton de qui on prend le claveau sur le dos, et celui que l'on veut claveliser placé de même. On fait cette opération quand la sérosité que contient le bouton claveleux est limpide; on perce le bouton avec la lancette pour prendre le virus et l'introduire immédiatement sous l'épiderme du mouton à claveliser; on lui pince la peau, puis on fait une piqûre dans ce pli, et le virus se trouve introduit et passe dans la circulation du sang. On fait une ou deux piqûres légères à la face interne des avant-bras; dans les pays où on ne coupe pas la queue des moutons, on fait l'insertion du virus à la face interne de cette partie par deux piqûres; s'il arrivait accident (la gangrène), on couperait la queue pour sauver le mouton.

Les effets de la clavelisation se manifestent plus promptement dans les jeunes animaux; l'éruption se montre plutôt en été qu'en hiver; les pustules apparaissent du troisième au sixième jour au pourtour des piqûres qui ont été faites; quelquefois leur développement se propage à tout le corps. Après la transmission de la clavelée, il est utile d'avoir recours à quelques soins hygiéniques; ils consistent à préserver les bêtes inoculées du froid humide, des intempéries, d'une grande chaleur qui pourrait entraver le développement des boutons claveleux. Des accidents sont à redouter après la clavelisation. Les tumeurs gangreneuses ou anthrax (charbon) claveleux qui se montrent à la suite des piqûres, du dixième au vingtième jour, sont produites par un virus de mauvais choix, un trop grand nombre de piqûres; elles causent la mort ou produisent seulement un furoncle avec formation de bourbillon. Il faut y remédier par des scarifications autour de la pustule, ou l'application du liniment ammoniacal. Les premiers signes sont : la tristesse, la lenteur de la marche, les membres postérieurs rapprochés des antérieurs, cessation de la rumination, perte d'appétit, fièvre.

Quand nous exercions l'art vétérinaire dans le département du Cher où *la clavelée fait beaucoup de victimes*, nous introduisions le virus aux cuisses, aux ars et au ventre; nous avions toujours un meilleur succès quand nous faisions l'opération sur le ventre. Nous avons vu plus fréquemment la gangrène aux cuisses, aux ars, qu'au ventre; nous avons remarqué que la lancette introduite trop profondément était la cause de la gangrène; mais nous assurons que, l'opération bien faite, on n'aura pas un dixième de perte, pendant que la clavelée en fait périr les trois quarts.

J

Javart.

65. — Tumeur phlegmoneuse que l'on désigne en javart cutané, tendineux, encorné et cartilagineux. Toutes ces inflammations ressemblent à ce que nous appelons furoncle dans l'espèce humaine. On l'appelle cutané quand il n'y a que la peau de malade ; tendineux, lorsqu'il a son siége à la partie postérieure des membres ; encorné, quand il touche la corne ; cartilagineux, quand il affecte les cartilages, ce qui est un espèce de coussin plat situé de chaque côté des talons des chevaux, dont une partie de ce cartilage est sous la muraille des talons et l'autre partie sous la peau de la couronne. Les cartilages sont des solides ; ils sont blancs, durs, flexibles (élastiques). Quand ils sont gâtés, il faut les enlever, pour obtenir la guérison de cet espèce de javart.

Nous allons décrire notre manière d'opérer le javart cartilagineux : nous mettons d'abord des cataplasmes émollients sur le pied pour ramollir la corne ; nous tenons le cheval à la diète. Nous le mettons par terre du côté du membre malade. Nous supposons que ce soit la partie interne du membre postérieur droit à opérer ; nous ôtons l'entravon du membre postérieur gauche pour porter ce membre en avant et l'assujettir sur le bras du membre antérieur gauche ; nous mettons une ligature dans le pâturon du membre à opérer pour empêcher le sang de couler, ce qui nous empêcherait de voir clair à notre opération. Nous avons, avant d'abattre le cheval, paré le pied jusqu'à la rosée, principalement la partie de la sole du quartier à enlever. Le cheval abattu et le pied assujetti, comme nous l'avons indiqué ci-dessus, nous avons deux rainettes, une plus large que l'autre ; nous nous servons de la plus forte pour commencer notre rainure de haut en bas ; quand nous ne pouvons plus nous servir de notre rainette la plus forte, nous prenons la plus étroite; nous continuons à rainetter, mais sans faire saigner; il faut autant que possible respecter le tissu feuilleté, quand la corne est très-amincie. On coupe avec la pointe de la feuille de sauge ce qui reste de corne au fond de la rainure, en la passant avec beaucoup de précaution de haut en bas, en faisant son appui sur la muraille pour conduire avec plus de régularité son outil et ne pas endommager le tissu feuilleté. On fait de même pour séparer la sole du quartier à enlever, que l'on a préalablement aminci.

Comme nous l'avons dit plus haut, on prend le rogne-pied pour soulever la portion de corne par la partie qui touche la sole; puis avec les tricoises on pince la partie soulevée, on l'enlève lentement; si des parties de tissu ne se détachent pas bien, on prend la feuille de sauge pour les séparer de la corne qui touche au bourrelet de la couronne; cette portion se détache presque toujours sans qu'il soit besoin de couper; mais, si on était dans la nécessité de couper, il faudrait bien ménager la peau à la couronne; c'est elle qui sécrète la corne qui doit recouvrir la partie opérée; la corne enlevée, il faut ensuite enlever le cartilage; on fait soulever la peau, par un aide, avec une érigne (instrument de chirurgie à crochet); on pousse le pied en sens contraire de la partie que l'on opère pour que la capsule de l'articulation de l'os de la couronne soit tendue, afin de ne pas l'endommager; on passe la feuille de sauge sous la peau de la couronne, la partie concave tournée du côté du pied, le tranchant en bas, car il faut toujours opérer de haut en bas; il faut enlever tout le cartilage; cela fait, on bassine la plaie avec de l'eau froide alcoolisée; on met des compresses de filasse bien douce, bien arrangée; on en place au moins deux de haut en bas le long de la muraille, pour que le tissu feuilleté ne se gonfle pas; que les compresses soient bien placées, afin que la compression ne soit pas trop forte, ni pas assez; on ne met rien entre la peau et l'os de la couronne, cela serait nuisible; il faut une bande de trois à quatre doigts de large et une autre de deux doigts de large pour maintenir les compresses de filasse solidement, sans être trop serrées, cela serait très-nuisible, pas assez, cela ne serait pas bien non plus; le tissu feuilleté étant gonflé le long de la muraille, le cheval souffrirait beaucoup, et on aurait de la difficulté à parvenir à la réduction de ce gonflement.

L'opération terminée, on défait la ligature du pâturon; le cheval relevé, on le bouchonne, on le couvre de couvertures de laine, on observe la diète, on donne de l'eau blanche, on verse sur la partie opérée pendant deux jours et une nuit sans interruption de l'eau froide dans laquelle on aura mis un peu de sel de cuisine; trois ou quatre jours après l'opération, selon la température, on lève l'appareil pour le remplacer par un autre; on bassine la plaie avec de l'eau tiède à laquelle on aura ajouté de la teinture d'aloès. On répète le pansement tous les deux ou trois jours, suivant la température. On pourrait faire le pansement comme nous le conseillons pour le crapaud. On fait fondre de la poix de Bourgogne et de la poix résine; on y ajoute de l'essence de thérébentine; ce mélange n'étant que légèrement tiède, on le verse sur la plaie et on y met des compresses de filasse très-fine. Nous ferons observer à nos lecteurs que l'opération du javart cartilagineux ne peut être faite que par un habile praticien; mais que le javart soit tendineux, encorné ou cartilagineux, il faut commencer par employer des émollients, des dessicatifs, quelques légers caustiques, tels que: l'alun calciné, le vitriol bleu, l'onguent égyptiac; pour détruire la fistule, on peut arriver à la guérison sans être obligé d'enlever le cartilage.

Nous conseillons d'employer notre toni-dépuratif pour l'intérieur; on arrivera promptement à la cicatrisation du javart et dans la majorité des cas sans être obligé de faire d'opération.

K

Kyste.

66. — Tumeur presque indolente remplie d'une matière huileuse ou jaunâtre; il y a des tumeurs molles qui sont des hernies; il ne faut pas les confondre avec les tumeurs humorales. Les tumeurs humorales paraissent le plus souvent aux épaules, à l'encolure, sur la nuque, le dos, la croupe et sur d'autres parties du corps; des blessures, des frottements répétés peuvent produire ces tumeurs, qui peuvent aussi s'établir intérieurement chez des chevaux n'ayant pas jeté la gourme; elle peuvent dans ce cas causer la mort subite. Quand les tu-

meurs paraissent à la surface du corps, on peut les faire disparaître.

Traitement. — Toutes les frictions ou onguents résolutifs sont insuffisants pour résoudre les tumeurs. Quand on croit qu'il est trop tôt de l'ouvrir, on fait une friction d'onguent vésicatoire sur toute la surface de la tumeur; puis quatre à cinq jours après, au plus, on ouvre la tumeur avec un bistouri ou une pointe de feu incandescent; la matière écoulée, on cautérise l'intérieur pour détruire le sac membraneux et changer l'état du tissu, car la chair de ces tumeurs est dure, coriace; il faut cautériser suffisamment. Le pansement est très-simple. On introduit de la filasse enduite d'onguent basilicum dans la plaie; on arrange le collier de manière que le cheval puisse travailler.

L

Lampas.

67. — Lampas ou fèves. Barbe ou barbillons. Dents surnuméraires, que l'on appelle surdents ou dents de loup. De toutes ces dénominations impropres, nous n'en ferons qu'un article. Les jeunes chevaux ont la dent courte et le palais plus charnu que les vieux. Le palais charnu est ce que les ignorants appellent lampas ou fèves. Sous la langue des chevaux il y a deux petites membranes qui sont naturelles qui couvrent l'orifice des conduits par où la salive arrive dans la bouche pour servir à la mastication des aliments : ce sont ces membranes que les ignorants appellent barbe ou barbillons.

Les chevaux de quatre à cinq ans ont quelquefois des petites dents qui ressemblent à des crochets; elles sont situées près des mollaires. On les appelle dents surnuméraires : c'est ce que le vulgaire appelle dents de loup, surdents; ces dents sont naturelles, c'est une absurdité de les casser. Quand un cheval ne mange pas, cela tient à une autre cause. Couper les barbillons, mettre le feu au palais ou donner un coup de corne, tout cela est plus nuisible qu'utile. Si quelques chevaux ont plus d'appétit quelques jours après ces petites opérations, c'est que la cause qui leur ôtait l'appétit n'était pas grave. La nature s'est guérie sans aucun secours. Car, ne l'oubliez pas, dans un grand nombre de cas, la nature se suffit à elle-même sans le secours de la médecine. Les premières dents molaires tombent comme les incisives (pinces), et, quand elles veulent tomber, cela nuit à la mastication.

Luxation.

68. — Les luxations dans nos grands animaux sont à peu près toutes incurables.

Lumbago.

69. — Affection, douleur de la région lombaire (que dans le langage vulgaire on appelle loup). Les chevaux et surtout les vaches sont sujettes à cette affection qui est quelquefois des douleurs rhumatismales; les vaches avancées en plénitude sont plus communément atteintes de cette maladie quelques jours avant de faire leur veau ou quelques jours après le vélage. La vache a d'abord quelques difficultés pour se lever, reste quelquefois longtemps sans se coucher, craignant sans doute de ne pas pouvoir se relever; elle finit par se coucher pour ne plus se relever; d'autres fois on ne voit aucun signe avant-coureur de cette affection. On trouve la bête qui fait des efforts pour se relever sans pouvoir y parvenir. Le vulgaire leur fend la queue pour ôter le loup; il est vrai de dire que quelques vaches se lèvent peu de jours après cette petite opération, et les gens croient que c'est leur opération qui les a guéries: c'est ce qui les maintient dans leur croyance. Nous leur dirons aussi que beaucoup de vaches atteintes de cette affection ne se rétablissent pas, quand on ne fait que de leur fendre la queue. Les ignorants disent que l'opération n'a pas été bien faite, que le loup n'a pas été ôté et qu'il est monté sur les reins.

Nous avons dans notre pratique rencontré un grand nombre de vaches atteintes de cette affection; nous pouvons affirmer que nous avons constamment guéri les vaches à qui nous avons donné des soins, en employant notre toni-dépuratif; les jours où nous ne donnons pas notre toni-dépuratif, nous donnons de la poudre de gentiane à la dose de 60 à 80 grammes dans un litre de vin ou de cidre; nous faisons trois ou quatre frictions sur les lombes (reins) avec l'eau ignée de notre composition. Le régime est une bonne nourriture, de bonne eau blanche.

Les vaches se relèvent après trois, rarement six portions de toni-dépuratif; elles ont de la vigueur, beaucoup d'appétit. En remplacement de notre eau ignée, on peut employer le liniment Boyer, même des frictions avec de bon vinaigre ou de l'alcool camphré.

M

Mal de Garrot.

70. — Mal de garrot, mal de rognon, mal de taupe ou de nuque. Ces trois affections sont du même genre et nous n'en faisons qu'un article, car elles sont souvent produites par la même cause. Dans ces inflammations, à l'état aigu le cheval éprouve de la douleur et ne veut pas se laisser toucher sur la partie malade. La tumeur à l'état chronique, le cheval n'a plus de sensibilité; il cherche à se frotter contre les objets qui l'environnent. Quand la tumeur vient à suppuration, il y a souvent décollement, et il paraît une fistule plus ou moins profonde rendant de la matière de mauvaise qualité, caillebottée; souvent les ligaments ou les fausses vertèbres sont atteintes, ce qui forme un ulcère.

L'inflammation à l'état aigu réclame des cataplasmes émollients, puis résolutifs. A l'état chronique (ancien), on applique sur la tumeur une couche d'onguent vésicatoire ou une couche de farine de moutarde, et, quand on croit que la matière que contient la tumeur est bien formée, il faut l'ouvrir en faisant les incisions de côté, à la base de la tumeur, pour que la matière coule plus facilement; si la matière est de bonne qualité après que le sac est en partie vidé, on panse la plaie avec de la filasse imbibée de teinture d'aloès, quelquefois avec de la térébenthine; si le produit que la plaie sécrète est de mauvais caractère, qu'il paraisse noirâtre, sanguinolent, caillebotté, répandant une mauvaise odeur, cela annonce la carie des ligaments ou des fausses vertèbres.

Il faut faire des débridements suffisants pour bien introduire au fond de la fistule (car il y a presque toujours fistule étroite et profonde) le remède préparé ainsi : sulfate d'alumine (alun calciné), sulfate de cuivre (vitriol bleu); on mélange ces deux substances par parties égales; on prend une mèche de filasse bien douce que l'on enduit de térébenthine, puis de la poudre préparée comme je l'indique ci-dessus, que l'on met sur la mèche et qui s'attache à la térébenthine, pour être introduite au fond de la fistule. On prend une sonde ou une petite baguette bien flexible, pas pointue et enduite de graine douce, pour que la mèche ne s'attache pas après; sans cela on ne réussirait pas à ce qu'elle reste dans la fistule. On peut ajouter un peu d'oxyde rouge de mercure (précipité rouge); on fait un pansement de même tous les deux ou trois jours. Quand on voit que la matière est de bonne qualité, on peut faire le pansement avec de la teinture d'aloès et un peu de poudre d'alun calciné. On peut employer la liqueur de Villatte, indiquée à la fin de notre ouvrage. Si la plaie est sous le collier, il faut une bricole pour faire travailler le cheval.

Nous croyons nous être suffisamment étendu sur le traitement externe. Nous allons maintenant indiquer ce que l'on doit faire pour le traitement interne. Ces inflammations, qui le plus souvent dégénèrent en ulcères, sont presque toujours entretenues par une cause interne : des fluides de mauvaise qualité que le sang vient déposer continuellement sur ce point. Il faut détruire ce principe malfaisant qui circule avec le sang pour parvenir à la guérison. Nous conseillons l'emploi de notre toni-dépuratif qui nous a été un puissant moyen pour arriver dans ce cas, comme dans beaucoup d'autres, à la guérison.

Pour prouver à nos lecteurs que nous ne sommes pas fanatique de notre traitement, nous allons rapporter deux faits qui nous sont personnels.

Le premier en 1845 : nous mettions en traitement un cheval âgé de cinq ans, ayant un ulcère au garrot qu'il portait depuis huit mois; nous parvenons à le guérir dans un délai de trente-cinq jours, en employant les moyens que nous indiquons pour l'extérieur comme pour l'intérieur. Mais, huit mois après la guérison apparente, le cheval est mort subitement. Il ne nous a pas été possible de faire l'autopsie.

Le deuxième en 1859 était un cheval de quatre ans, ayant un ulcère de nuque qu'il portait depuis huit mois ; nous avons employé les mêmes moyens, et le cheval a guéri dans un délai de vingt-cinq jours. Mais, huit mois après la guérison qui n'était pas radicale, nous vîmes le propriétaire de ce cheval ; il nous dit que depuis quelques jours le cheval râlait et qu'il ne mangeait pas bien ; nous lui donnâmes le conseil de nous l'envoyer pour que nous lui fassions l'application de notre traitement toni-dépuratif. Il nous fit la réponse qu'il avait encore pour huit jours à finir les hersages, et qu'ensuite il nous l'enverrait. Mais, huit jours plus tard, le cheval meurt subitement et sans se débattre. Nous n'avons pas pu faire l'autopsie. Voici ce que nous pensons sur ces deux cas de mort : Des ligaments ou des fausses vertèbres étaient gâtées (cariées) ; le traitement avait produit en apparence la guérison qui n'était pas radicale ; nous croyons que les parties gâtées ou cariées n'ont pas guéri ; il s'est reproduit dans la circulation du sang des fluides viciés que le sang est venu déposer de nouveau sur ces parties anciennement malades ; il s'est accumulé de la matière sur ce point, qui n'a pu se frayer un issu à l'extérieur ; cette matière a été résorbée dans la circulation du sang. Cette résorption que nous appelons purulente a causé la mort de ces deux chevaux par empoisonnement. En termes vulgaires, la matière qui s'est accumulée sur la partie anciennement malade a repassé dans la circulation du sang, s'est portée sur les poumons, ce qui a produit la mort par empoisonnement.

Maladie des Chiens.

71. — Espèce de gourme. L'animal tousse et rend de la matière par les naseaux (c'est le rhume) ; mais souvent il y a catarrhe, coryza, gastro-bronchite. Les jeunes chiens sont fort sujets à ces affections catarrhales ; souvent ces maladies dégénèrent en maladie que l'on appelle chorée (danse de saint-guy), mouvement involontaire et désordonné de plusieurs membres, quelquefois de la tête.

Symptômes de cette maladie. — Tristesse, nonchalance, le chien est moins obéissant, il a moins d'aptitude, son appétit est souvent dépravé, il se couche et ne veut plus obéir, il s'ébroume (éternuement chez l'homme), rend un peu de matière par les naseaux, a des envies de vomir. Souvent il meurt après huit à quinze jours de maladie.

Traitement. — Nous croyons être utile aux cultivateurs en leur enseignant les moyens de traiter leurs chiens en cas de maladie. Il faut commencer par un vomi-purgatif de Leroy, dont nous donnons la composition aux recettes, à la fin de cet ouvrage. La dose ordinaire est d'une cuillerée à bouche mélangée avec deux cuillerées de thé léger ; le lendemain et les jours suivants, pendant quatre ou cinq jours consécutifs, on administre pour une dose un demi-bol de notre toni-dépuratif, ou bien on donne du sirop de noirprun à la dose de 50 à 80 grammes, suivant l'âge et la taille de l'animal.

Pour nourriture du bouillon, de la soupe, de la viande crue s'il est possible.

Maladie de Sang.

72. — Sang de rate, apoplexie charbonneuse. Chez les chevaux, c'est la gastro-entérite sur-aiguë. Cette maladie fait beaucoup de victimes dans plusieurs départements; en Beauce surtout, elle fait périr une grande quantité de vaches et de moutons. Le gouvernement a envoyé des professeurs des écoles vétérinaires pour observer la maladie sur les lieux où elle sévit avec le plus d'intensité. Ils ont attribué la maladie au sol, à la nourriture qui se compose essentiellement de prairies artificielles, d'avoine, d'orge, de vesce, de blé qu'on laisse dans la paille et qu'on fait glaner après les récoltes, au manque d'eau ou de l'eau contenant des matières végétales ou animales en décomposition, à un air trop vif et trop sec.

Les conseils que les hommes instruits ont donnés aux cultivateurs ne leur ont guère servi, par la raison qu'ils n'ont guère été mis en pratique. Nous n'avons certes pas les connaissances des professeurs vétérinaires. Malgré notre infériorité, nous nous permettrons de donner des conseils, dans la croyance qu'ils pourront être utiles à quelques-uns.

Les professeurs vétérinaires ont dit aux cultivateurs que la nourriture était trop abondante, trop échauffante, trop uniforme, l'air trop vif et trop sec ; joint à cela le manque d'eau ou de mauvaise qualité. Les écuries, les étables et les bergeries mal conditionnées, mal aérées, mal éclairées ; les moutons au parc recevant une pluie froide et continuë, un soleil brûlant, un sol découvert, pas un arbre, pas un buisson : ce sont des causes permanentes qui agissent avec plus ou moins d'intensité, mais qui agissent presque constamment.

Le peu de bois qu'il y avait sur le sol de la Beauce a été arraché, on a tout mis en culture, on a des récoltes abondantes. Pour avoir de beaux chevaux, de belles vaches, de beaux moutons, on prodigue la nourriture.

Nous allons indiquer ce que l'on doit faire pour atténuer ces pertes. Donner une nourriture moins abondante, moins échauffante, à peu près autant de nourriture en été qu'en hiver ; donner des aliments plus aqueux (contenant plus d'eau). Faites des carottes et du trèfle incarnat pour les chevaux ; des betteraves et des pommes de terre pour les vaches et les moutons. Que leurs logements soient convenables (voyez à l'article *Habitation*). Pour de l'eau potable, on peut s'en procurer partout avec des puits et des machines hydrauliques, et des citernes pour recevoir l'eau des toits. On fait un bassin voûté de la largeur et de la profondeur que l'on juge convenable; que l'embouchure pour puiser l'eau soit comme l'embouchure d'un puits. Une citerne étant faite de cette manière, l'eau s'y conserve très-bien. Plantez des arbres qui serviront à une autre génération.

Traitement préservatif. — Quand la maladie se manifeste, on émigre les vaches ou les moutons, si c'est possible ; mais, pour que l'émigration ait un bon résultat, il faut conduire les troupeaux sur un sol bas, qui ne soit pas cultivé, tel que le gazon, dans les vallons, le long des rivières; il ne faut pas moins de quinze à vingt-cinq jours, et plus, pour que l'air que les animaux respirent dans ces lieux ait changé l'état des fluides.

Nous conseillons de faire à trois ou quatre fois au plus, par chaque année, un traitement interne qui sera un bon préservatif ; chaque traitement sera de douze à quinze jours consécutifs; pour les moutons, on mettra par jour et pour chaque mouton 80 à 100 grammes de sulfate de soude dans la quantité d'eau que chaque mouton dépense en vingt-quatre heures.

Pour les vaches, on leur donne trois ou quatre breuvages, de chacun cinq à six cents grammes de sulfate de soude dans un litre d'eau de graine de lin, que l'on aura préalablement préparé. On mettra un jour d'intervalle d'un breuvage à l'autre.

Pour quinze jours de traitement, on aura employé 100 à 110

kilos de sulfate de soude pour 100 moutons, ce qui fera une dépense de trente à quarante francs.

Beaucoup de personnes croient que le sel de cuisine est rafraîchissant; c'est une erreur : le sel de cuisine est un excitant, un tonique; si les personnes qui nous liront observent nos conseils, ils éviteront beaucoup de pertes.

Maladie rouge.

73. — On l'appelle ainsi sans doute parce que les moutons atteints de cette maladie rendent des urines sanguinolentes; elle exerce ses ravages dans les endroits où le sol est marécageux. Pour nous, c'est le commencement de la cachexie, qui se montre dans les mêmes lieux où les moutons sont mal nouris. Les sols bas, marécageux, produisent de mauvaise herbe.

Symptômes. — Tristesse; les moutons paissent lentement, portent les oreilles basses, la queue pendante, rentrent à la bergerie le ventre efflanqué. Cette maladie marche plus ou moins lentement suivant l'intensité de la cause qui la produit : dix, vingt à trente jours, plus ou moins.

Traitement préservatif. — Une bonne nourriture, employer le sel de cuisine dans leur provende, asperger leur fourrage d'eau salée, mettre dans l'eau qui doit être très-pure pour leur boisson du sel de cuisine, 20 grammes par mouton, et des morceaux de fer rouillé.

Traitement curatif. — Pendant une dizaine de jours consécutifs, on donne par jour et par mouton un verre de vin ou de cidre dans lequel on aura fait infuser à froid pendant trente à quarante heures, dans un vase bien couvert, du quinquina à la dose de cinq à huit grammes par verre de vin ou de cidre; la poudre de gentiane à la dose de trente grammes peut remplacer le quinquina, ou de marrube blanc à la dose de trente grammes; infuser et administrer de même.

Mamelles (MALADIE DES).

74. — Nous ne nous entretiendrons que de ce qui concerne les inflammations du pis des vaches, par la raison que le traitement est le même ou à peu près pour les mammifères, tels que la jument, la brebis, la chienne, à l'époque de la parturition, il y a fièvre de lait, les mamelles sont gonflée (c'est ce

qu'on appelle vulgairement du flon); dans ce cas il n'y a rien qui ne soit naturel; traire les vaches très-souvent, les promener, faire des lotions émollientes sur le pis avec des mauves d'abord, puis avec une infusion de fleur de sureau (une grande poignée pour un litre d'eau). Il se manifeste au pis des vaches dans d'autres temps que la parturition des engorgements phlegmoneux qui souvent dégénèrent en squirrhe (tumeur dure et indolente), l'engorgement à l'état phlegmoneux. On peut pratiquer une légère saignée, de deux à trois litres, du côté malade, à la veine mammaire (d'avant-lait); faire sur le pis des lotions légèrement résolutives avec une infusion de fleur de sureau; si la chaleur de l'inflammation paraît avoir moins d'intensité, on fait des lotions plus toniques avec des infusions de marrube blanc; ensuite on emploie de la lavande, du thym, de la sauge; des frictions d'alcool camphré sont souvent utiles sur la fin du traitement. On fait ces lotions pour entretenir la chaleur, car si la chaleur de la partie malade diminue trop promptement elle peut dégénérer en tumeur indolente avec perte de lait. Dans notre pratique, nous avons rencontré deux vaches ayant des inflammations considérables au pis avec tremblements partiels. Nous avons pratiqué à chacune de ces vaches une saignée aux avant-lait et bientôt il y a eu infiltration considérable de sang à l'endroit de la saignée, et elles sont mortes dans un délai de douze à quinze heures; nous nous étions trompés, les vaches étaient atteintes de sang de rate (gastro-entérite sur-aiguë); nous avons vu d'autres vétérinaires se tromper comme nous; cette erreur n'était pas préjudiciable au propriétaire, puisque les animaux atteints de cette maladie succombent toujours.

Nous avons traité beaucoup de vaches atteintes de phlegmons au pis; nous avons toujours obtenu la guérison avec quatre ou cinq doses de notre toni-dépuratif, administré tous les quatre jours. Il y a une cause malfaisante qui circule avec le sang, qui peut d'un moment à l'autre faire dépôt sur un point ou sur l'autre de l'individu.

Malandre.

75. — Malandre ou crevasse qui se forme au plis des genoux des chevaux; on l'appelle solandre au pli du jarret; ces crevasses sont longitudinales, le plus souvent transversales.

Il faut, partout où il paraît des crevasses ou gerçures, panser promptement pour ne pas les laisser dégénérer en ulcères. On emploie au commencement des lotions émollientes, des cataplasmes de même, de l'onguent populéum, de la térébenthine, de l'onguent dessicatif; si les crevasses sont dégénérées en ulcères, il est difficile de parvenir à la guérison sans faire au cheval un traitement interne.

Mélanose.

76. — Mélanose ou tumeur mélanique. Ces tumeurs apparaissent chez les chevaux et chez les juments dont le poil est blanc ou gris. Elles sont plus ou moins volumineuses; elles sont indolentes et paraissent sur tous les points de la surface du corps (sous la queue on appelle cela hémorrhoïdes). En faisant l'autopsie des chevaux morts qui portaient de ces tumeurs, nous en avons trouvé qui à l'intérieur avaient détérioré des organes essentiel à la vie et causé la mort. Ces tumeurs se développent lentement, ne viennent jamais à suppuration ni à résolution; si on ouvre ces tumeurs, on y trouve une matière noire comme de l'encre ou du cambouis. Les chevaux atteints de mélanose ne vivent pas vieux; on n'a aucun bon résultat de l'extirpation de ces sortes de tumeurs. Cette maladie n'aurait-elle pas de l'analogie avec les tumeurs froides chez l'espèce humaine? Se transmet-elle de la jument au poulain? Dans l'état de nos connaissances, nous ne pouvons l'affirmer. Il faut pourtant qu'il existe une cause dans la masse des fluides qui agisse plus ou moins lentement pour produire ces tumeurs. Car tout effet a une cause (incurable).

Métrite.

77. — Inflammation de la matrice. Chez la vache, cette maladie se déclare après l'avortement ou une parturition laborieuse (vélage), ou une marche forcée, le placenta (délivre) arraché, déchiré, ou une vache ayant une mauvaise santé avant le vélage à qui on aura donné des infusions emménagogues, telles que de la sabine, de la rue, qui ont la propriété d'agir sur la matrice et de procurer de violentes coliques, qui ne détachent pas le délivre des cotylédons et peuvent produire des inflammations de la matrice. Le traitement est le même que

pour la non-délivrance. Si le cas paraît grave, il faut sans tarder l'employer. Si vous vous conformez à ce que je vous prescris pour la non-délivrance, vous aurez toujours du succès.

Morve.

78. — *Symptômes.* — De la morve chronique. Il s'écoule un espace de temps plus ou moins long avant de pouvoir constater positivement son existence. Premièrement : engorgement des glandes de la ganache. Deuxièmement : écoulement de matière par un naseau ou par les deux d'un liquide jaune, verdâtre, épais et granuleux, qui s'attache à l'orifice des naseaux. Troisièmement : ulcération de la membrane muqueuse des naseaux, gonflement des os de la face. La morve chronique peut passer à l'état aigu.

Morve aiguë : Les symptômes sont à peu près ceux du *Coryza.* La maladie apparaît soudainement; il y a perte d'appétit, tristesse, les yeux larmoyants; le jetage par un naseau ou par les deux de matière glaireuse, jaunâtre et abondante, quelquefois sanguinolente; la membrane des naseaux infiltrée, rouge, violette ou jaunâtre, avec ulcère dans les naseaux; respiration accélérée et sifflante; les glandes de l'auge sont empâtées, douloureuses; il y a fièvre, engorgement des membres, surtout des postérieurs, engorgement du scrotum (enveloppe des testicules), quelquefois du nez, des lèvres. Cette maladie se développe spontanément ou par contagion, chez l'espèce chevaline, mulassière et asine. Elle est contagieuse du cheval au cheval et du cheval à l'homme. Des hommes instruits, mais qui manquaient d'expérience, ont avancé et soutenu que la morve n'était pas contagieuse du cheval à l'homme, et ils mettaient en doute que la morve chronique fût contagieuse du cheval au cheval Des professeurs de nos écoles vétérinaires, et un grand nombre de vétérinaires ayant une longue expérience, ont prouvé que la morve était contagieuse, à l'état chronique comme à l'état aigu, du cheval au cheval et du cheval à l'homme. Elle est plus contagieuse à l'état aigu qu'à l'état chronique.

On a écrit bien des volumes sur la morve; chaque auteur a cru reconnaître la cause de cette terrible maladie dans ce qui n'était que l'effet; chacun se croit supérieur à tous et ne croit qu'à ce qu'il voit ou à ce qu'il croit voir et qui n'est souvent qu'une illusion. Tous les moyens employés jusqu'à ce jour pour détruire cette maladie ont été infructueux. On n'est guère plus avancé qu'il y a quatre-vingts ans.

Nous ne nous entretiendrons pas de tous les moyens et remèdes plus ou moins absurdes que l'on a employés contre la morve. Nous ne parlerons que des poisons plus ou moins violents pris dans la classe des minéraux et des végétaux; est-il croyable que les poisons introduits dans la circulation du sang puissent être des remèdes curatifs? Ces poisons introduits dans la circulation du sang sont aussi malfaisants que la cause qui produit la morve; si on a quelquefois comprimé le virus, cela ne dure guère: bientôt la cause fait explosion et amène la mort du sujet.

La morve, quelle que soit sa forme, est susceptible de guérison radicale dans un grand nombre de cas; elle n'est pas plus incurable que toutes les autres maladies, puisque celles-ci ne sont curables qu'à leur début. Nous n'entrerons pas dans de longs détails concernant ce que l'expérience nous a appris; le cas est délicat, et pour ne pas être accusé de vanité, et pour cause, nous ajournons à faire le récit de nos expériences; nous dirons seulement que, pour parvenir à guérir la morve, il faut employer méthodiquement un traitement toni-dépuratif. On nous objectera, sans doute, que nous prescrivons toujours le même moyen; nous ne reconnaissons dans toutes les maladies qu'une cause, qui agit plus ou moins lentement pour user ou briser les ressorts de la vie. Il s'agit de trouver le remède propre à détruire ou à atténuer les effets de cette cause. Nous croyons être dans le vrai en affirmant que le remède est dans toutes les pharmacies. Il faut savoir le composer et en faire l'application.

Muguet.

79. — Muguet ou chancre des agneaux, qui affecte aussi les veaux. On voit apparaître dans l'intérieur de la bouche, aux gencives, aux lèvres, à la face interne des joues, à la langue, au palais, autour du museau, des petites pustules; le canal digestif est dans le même état que la bouche; cette maladie n'a pas de gravité. La nature se guérit elle-même, le lait de leur mère est le meilleur remède; à ceux qui paraissent plus malades, on peut leur faire des gargarismes avec du miel et un peu de vinaigre.

Beaucoup d'ignorants ont la prétention de connaître des remèdes secrets; quelle absurdité!

Musaraigne.

80. — Petit quadrupède rongeur qui ressemble à la souris. Nous n'en parlons que parce qu'on l'accuse de faire naître par sa morsure des inflammations au pis des vaches ou sous le ventre et aux parties internes des cuisses des chevaux. Ces inflammations sont du genre phlegmoneux ou des anthrax (charbon). C'est bien à tort d'attribuer ces tumeurs à la morsure de la musaraigne, qui est un petit quadrupède aussi inoffensif que la souris.

Nous renvoyons pour le traitement à l'article *Charbon*.

N

Nécrose.

81. — Mortification d'une partie ou de la totalité d'un os; c'est comme la gangrène dans les chairs; elle peut être produite par une blessure qui aura offensé le périoste d'un os (surface); cela produit une inflammation dans les tissus, et une tumeur molle, pâteuse, accompagnée de douleurs. Cette tumeur venant à s'ouvrir donne issue à du pus fétide et sanguinolent. Si la lésion est à la mâchoire, l'animal ne peut broyer ses aliments. La nécrose est toujours une maladie grave; la marche de la gangrène varie suivant la nature et l'intensité de la cause qui l'a provoquée, suivant aussi l'état de santé de l'animal qui en est atteint. Il peut arriver aussi que des désordres s'en suivent et causent la mort.

Traitement extérieur. — Des cataplasmes émollients, des frictions d'onguent populéum et d'huile narcotique. Si on voit que la santé de l'animal ne soit pas bonne, il faut administrer notre traitement; quelques doses pourront changer l'état de l'os atteint de carie. Mais le cas est le plus souvent incurable.

Néphrite.

82. — Inflammation des reins ; c'est une maladie grave, souvent mortelle.

Symptômes. — La maladie marche quelquefois lentement ; d'autrefois elle apparaît subitement ; le cheval à l'écurie recule sur sa longe, frappe des pieds de derrière, il paraît tranché, rend des urines sanguinolentes, éprouve beaucoup de sensibilité sur les lombes ; il survient des tremblements partiels, la peau tantôt chaude, tantôt froide. La maladie se termine au bout de quelques jours par la guérison ou par la mort. Chez la vache, les symptômes sont à peu près les mêmes : elle traîne les membres de derrière et rend plus fréquemment des urines sanguinolentes.

Causes. — Des contusions, meurtrissures sur les lombes, des courses rapides et longtemps soutenues, des sauts, des secousses violentes, des efforts pour tourner une voiture ; des médicaments irritants, comme l'essence de térébenthine, des baies de genièvre, de l'alcool, des cantharides et autres poisons.

Traitement. — Administrer des lavements émollients, mettre des cataplasmes émollients sur les lombes (de son bouilli ou de mauve). Administrer au cheval quelques portions d'élixir calmant, formule de Lebat, à la dose de cent à cent vingt grammes, ou de l'éther sulfurique à la dose de deux cuillerées. Chaque dose s'administre dans un demi-litre d'eau de graine de lin, préalablement préparé, dans lequel on mettra dissoudre de cent cinquante à deux cents grammes de sulfate de soude.

Pour la vache, des lavements, des cataplasmes de même ; administrer des portions calmantes de même, mais à doses plus fortes, l'élixir calmant à la dose de cent cinquante à deux cents grammes, l'éther à la dose de trois cuillerées et à chaque portion un litre d'eau de graine de lin dans lequel on aura fait dissoudre quatre à cinq cents grammes de sulfate de soude ; s'il est nécessaire, on répète les portions calmantes à un intervalle de quatre à six heures, sans y ajouter du sulfate de soude ; pour administrer une seconde fois du sulfate de soude, il faut un intervalle de trente à quarante heures. On peut employer le toni-dépuratif à faible dose.

Les symptômes de cette maladie peuvent se confondre avec une autre maladie, telle que l'*Entérite ;* cette erreur de diagnostic n'entraîne pas le moindre inconvénient en suivant ce que nous indiquons, notre traité de médecine vétérinaire étant spécialement destiné aux cultivateurs. Les personnes qui n'ont aucune connaissance anatomique appellent les lombes les reins; les reins (ou rognons) sont deux organes rougeâtres, applatis, triangulaires, placés dans la région sous-lombaire; on les appelle rognons. Ces organes sont pourvus chacun d'un long canal excréteur destiné à transmettre les urines sécrétées dans la vessie.

Nymphomanie.

83. — Utéromanie, désir impérieux du coït, qui rend quelquefois les juments et les vaches furieuses. Les organes génitaux sont le siége d'une excitation très-grande; les femelles de nos animaux domestiques sont moins sujettes que la femme à ce désir déréglé de l'acte vénérien.

La jument et la vache qui sont atteintes de nymphomanie brûlent pour l'approche du mâle; les lèvres de la vulve sont gonflées, l'orifice du vagin est enflammé; il s'écoule des parties génitales une liqueur limpide et visqueuse.

Les vaches atteintes de nymphomanie sont appellées taurellières. Dans cet article, nous trouvons convenable de nous entretenir (dans l'intérêt de nos lecteurs) du catarrhe de la matrice; la jument et surtout la vache sont sujettes à cette affection, que l'on reconnaît à un écoulement de matière de couleur laiteuse, caillebottée, qui est rendue par la vulve. Cette maladie arrive souvent après un avortement ou des suites de la non-délivrance; la vache atteinte de catarrhe de la matrice ne demande plus le taureau. Il y a aussi des vaches, quoique n'étant pas affectées de catarrhe de la matrice, qui ne demandent plus le taureau.

Pour nous, ces trois cas sont produits par une même cause; dans la nymphomanie, la cause qui la produit a une chaleur étrangère qui produit une excitation violente sur la matrice. Dans l'affection catarrhale, la cause produit sur la matrice l'inertie. La vache qui ne demande plus le taureau, quoique n'ayant pas de catarrhe de la matrice, il est probable que la matrice est aussi dans un état d'inertie, comme celle atteinte de catarrhe.

Dans ces trois cas qui passent pour incurables, nous avons administré notre traitement toni-dépuratif, pour expérimenter d'abord; les résultats avantageux que nous avons obtenus nous ont encouragé à continuer. Depuis quinze ans que nous faisons l'application de notre traitement pour ces sortes de maladies, nous avons eu du succès sur les deux tiers des vaches que nous avons traitées. Nous dirons que nons n'avons pas eu de succès pour les vaches atteintes de catarrhes. Le traitement a profité par la raison que ces vaches engraissaient facilement pour être livrées à la boucherie.

Œ

Œdème.

84. — Tumeur molle, indolente, presque froide, dont la circonférence présente souvent un bourrelet qui est borné à une partie ou à une région quelconque du corps, qui est causée par la surabondance d'un liquide séreux, infiltré dans le tissu cellulaire (sous la peau); en appuyant le doigt sur les parties, on excite l'infiltration; l'impression reste marquée, mais disparaît quelques minutes après que l'impression a cessé. Si on fait des mouchetures sur la partie œdématiée ou œdémateuse, il s'en écoule une humeur incolore, quelquefois roussâtre. On favorise l'écoulement en faisant une légère pression.

Il est rare que l'œdème provienne d'une cause externe. Cependant une blessure peut produire l'œdème. En général, l'œdème provient d'une cause interne, presque toujours chronique et toujours grave.

Pour le traitement externe, faire des mouchetures, comme nous le prescrivons pour le traitement de l'*Anasarque*, puis des lotions de plantes aromatiques; mais cela ne peut être suivi de bons résultats si on n'attaque pas la cause qui est interne, afin de tarir la source qui produit l'œdème.

Nous conseillons d'employer notre traitement toni-dépuratif; l'œdème disparaît le plus souvent sans faire aucune scarification, ni pointe de feu; l'appétit, la gaîté reviennent promptement.

O

Ophthalmie.

85. — Inflammation des yeux. Il y a bien des variétés dans l'ophthalmie; il y a l'externe aiguë, l'interne, la chronique, l'intermitente que l'on appelle fluxion périodique. Les inflammations des yeux sont quelquefois accidentelles; le plus souvent elles ne sont que les symptômes d'une maladie interne.

Nous ne nous entretiendrons que de la fluxion périodique chez le cheval, l'âne et le mulet, qui revient par accès; de toutes les maladies du cheval, la fluxion périodique est la plus grave, la plus rebelle au secours de la médecine. Cette maladie entraîne presque toujours la cécité (perte de la vue).

Symptômes. — Le cheval, l'âne, le mulet, affectés de fluxion périodique, présentent une inflammation des paupières et de la conjective, rougeur de cette membrane, injection dans les vaisseaux, écoulement de larmes sur le chanfrein, abaissement de la paupière supérieure faisant paraître l'œil moins grand que celui qui n'est pas malade ou qui l'est à un moindre degré, chaleur et sensibilité plus grande, resserrement de la pupille (ouverture).

Nous ne nous étendrons pas davantage sur les symptômes de cette maladie. Il faut d'habiles praticiens pour pouvoir bien juger de la fluxion périodique. Quant au traitement externe, des cataplasmes émollients et résolutifs, puis de la pommade anti-ophthalmique de la veuve Farniet, de Saint-André de Bordeaux.

Pour le traitement interne, on n'est guère plus avancé qu'il y a cinquante ans: chacun fait l'application du traitement qu'il croit convenable, mais toujours sans obtenir de résultat satisfaisant. Pour nous, la cause est dans la circulation du sang, qui a déposé cette cause sur le cerveau, puis dans les yeux. Comment faire pour retirer ce que le sang a déposé sur le cerveau et dans les yeux? Nous ne voyons qu'un moyen : ce moyen consiste à purifier le sang qui est vicié; étant à l'état de pureté, il ne déposera plus de mauvais fluides sur les parties et il aura la faculté de reprendre dans son cours ce qu'il avait déposé, puis de la pousser au dehors dans les urines, la transpiration, les évacuations alvines.

Nous conseillons de faire l'emploi de notre traitement toni-dépuratif. On aura, dans la majorité des cas, un bon résultat, en en faisant l'application dès l'apparition des premiers symptômes. Cette maladie **peut être** héréditaire et par ce fait incurable.

Oreilles (MALADIES DES).

86. — Qui affectent le cheval, mais plus souvent le chien. Les plus remarquables sont les brûlures, les contusions, les tumeurs, les dépôts, les ulcères. On fait un traitement extérieur qui peut convenir à chacune de ces affections. On fait des incisions quand il y a dépôt, puis on emploie des dessicatifs, quelquefois une légère cautérisation, des injections émollientes; s'il y avait quelque corps étranger dans l'oreille, on pourrait faire des injections avec une infusion de gentiane dans du lait; on prendra un petit pinceau enduit de térébenthine qu'on introduira doucement dans l'oreille pour retirer l'insecte ou tout autre corps étranger.

Quand il y a ulcère, on emploie notre toni-dépuratif pour le cheval. Pour le chien, on emploie le vomi-purgatif Leroy, et pour purgatif le sirop de Nerprun.

Pour que le chien ne se secoue pas les oreilles, on lui met un filet ou une capotte.

Ostéite (MALADIE DES OS).

87. — Cette maladie consiste en une inflammation du tissu osseux (des os), du périoste (surface), de la membrane médullaire (moëlle) et quelquefois des parties environnantes; elle attaque les os longs, les articulations et souvent plusieurs à la fois. On la voit à l'articulation coxo-fémoral (les os de la cuisse). Elle se termine par résolution ou fracture spontanée (sans efforts), quelquefois par ramollissement; l'animal marche avec difficulté; le corps paraît tout d'une pièce; il paraît boiter, on ne sait pas trop de quel membre, car le plus souvent les quatre membres sont affectés. La maladie s'annonce toujours à l'état

chronique; l'animal maigrit quoique mangeant encore passablement; mais, ayant le goût dépravé, il mâche des pierres, des os, des savates, du linge.

Nous avons rencontré souvent dans notre pratique des vaches atteintes de cette maladie que l'on regarde comme incurable; quelques-unes étant mises à l'herbage se sont rétablies; mais le plus grand nombre est livré à la basse boucherie ou à l'équarrisseur. Toutes ont les os atrophiés (amaigris) et spongieux. En 1864, nous avons rencontré dans notre clientelle au moins trente vaches atteintes de cette maladie; à quelques-unes nous avons fait amplement l'application de notre traitement toni-dépuratif, et une bonne nourriture. Nous faisons à l'extérieur des frictions irritantes de vinaigre, d'essence de térébenthine, d'alcool camphré, d'eau ignée. Il a fallu, pour bien juger que la guérison était complète, six à huit mois. Pour nous, la cause occasionnelle est une longue sécheresse, une nourriture trop uniforme, trop échauffante; si on avait donné pour préservatif une nourriture plus aqueuse, un peu de betteraves, un peu de pommes de terre, une boisson bien pure et un peu acidulée, quelques purgatifs avec le sulfate de soude, on aurait, croyons-nous, empêché ou du moins atténué le désordre dans les fluides.

Ostéosarcome.

88. — Maladie du tissu osseux, comme l'ostéite; on voit cette maladie chez les chevaux morveux, farcineux. On la rencontre chez les vaches ayant de la disposition à la phthisie pulmonaire. Quant au traitement, nous renvoyons aux articles *Ostéite, Farcin* et *Morve.*

Ozène.

89. — Affection de la membrane pituitaire (des naseaux) qui consiste en ulcération plus ou moins étendue et profonde, compliquée de carie aux cartillages et aux os, avec sécrétion de matière plus ou moins abondante, d'une odeur très-fétide, qui se communique à l'air expiré. C'est le cheval qui est le plus sujet à cette affection qu'il est facile de confondre avec la morve. Dans l'ozène, la matière rendue par les naseaux est moins abondante que dans la morve; mais les ulcères sont

moins larges, plus profonds, et ont une grande fétidité qui n'existe pas dans la morve.

L'ozène débute toujours par les apparences d'un coryza avec des glandes dans l'auge. Il faut mettre beaucoup d'attention avant de se prononcer.

Traitement. — Des bains de vapeur émollients, puis aromatiques; faire respirer de la poussière de charbon; mais cela ne peut suffire pour une maladie qui passe pour incurable.

Nous conseillons d'employer notre traitement toni-dépuratif, car cette affection n'est pas locale; pour nous la cause est générale, ce sont les fluides qui sont viciés. Il faut donc les purifier.

P

Paralysie.

90. — Diminution marquée en abolition de l'influence que le système nerveux exerce sur les muscles; diminution ou abolition, soit du mouvement, soit du sentiment, soit de l'un et de l'autre à la fois, dans une partie quelconque ou dans la totalité du corps; maladie qui tient à une lésion du cerveau, de la moëlle épinière. Nous avons l'hémiplégie (paralysie partielle); l'une et l'autre sont produites par la même cause et peuvent être attaquées par le même moyen. Beaucoup de vétérinaires célèbres ont écrit sur la paralysie et personne n'est d'accord sur la cause qui peut la produire. Les causes que l'on croit qui produisent la paralysie, pour nous, elles ne sont que des causes occasionnelles; la véritable cause existe dans la circulation du sang. Tous les vétérinaires emploient la saignée répétée, et souvent la noix vomique; nous n'avons jamais eu de bons résultats de ce traitement; si quelques chevaux atteints d'hémiplégie ne succombaient pas immédiatement, ils ne se rétablissaient pas ou qu'avec un temps très-long, une année et plus.

Nous n'employons pas la saignée; nous commençons par des breuvages calmants et laxatifs; le bras introduit dans le rectum, nous faisons uriner le cheval si la vessie est pleine; puis nous administrons notre toni-dépuratif, à petites doses, en mettant un jour d'intervalle d'une dose à l'autre; quand la fiente est bien liquide, nous mettons deux jours d'intervalle d'un breuvage à l'autre; nous continuons plus ou moins longtemps suivant que les cas sont plus ou moins graves. Nous avons administré quelquefois jusqu'à vingt breuvages pour arriver à la guérison complète d'hémiplégies des plus graves. Mais le plus souvent la guérison a lieu avec douze ou quinze doses. Si les animaux atteints d'hémiplégie, pour qui nous avons été appelé pour leur donner des soins, ne succombaient pas dans les premiers cinq à six jours de la maladie, nous étions assuré du succès.

Pour un traitement le plus long (deux mois), on peut dépenser pour visites, médicaments et nourriture, deux cents à deux cent trente francs; on a donc un bénéfice assuré sur un cheval de mille à mille deux cents francs.

Les parties frappées de paralysie maigrissent promptement; par notre méthode de traitement, ces mêmes parties reviennent promptement à l'état normal.

Puisque nous écrivons pour être compris, afin d'être utile aux cultivateurs, nous leur dirons pourquoi leurs chevaux sont plutôt atteints de paralysie dans la saison d'hiver que dans la saison d'été. La peau est percée de petits trous qui ne sont pas visibles à l'œil nu; une transpiration continuelle qui est plus ou moins abondante, suivant la température et l'exercice que font les animaux, a lieu par cette voie; cela produit une poussière à la surface de la peau qui tombe par l'étrille. Cette poussière est l'humeur qui s'évaque par les pores de la peau. La mauvaise habitude d'engraisser les chevaux en les condamnant à un repos presque absolu, puis parfois on les exerce violemment, cela est très-nuisible; quand il fait froid, les pores de la peau sont plus serrés; un exercice moins longtemps soutenu, moins fort, ou un repos absolu, fait que la transpiration est moins abondante; il s'en suit qu'il y a dans la circulation du sang une plus grande abondance d'humeur qui peut être plus ou moins viciée. Voilà, le plus souvent, la cause des boiteries, de la fourbure, de la paralysie.

Nous le répétons, toutes les maladies sont produites par la même cause; attachez-vous à détruire cette cause ou du moins à l'atténuer; employez notre toni-dépuratif, ou, si vous connaissez un purgatif qui puisse remplir le même but que ce que nous vous indiquons, employez-le; mais nous vous dirons que cela n'est pas facile, qu'il nous a fallu trente ans d'expérience pour arriver à notre but, et ce n'est pas sans avoir eu de grandes difficultés à surmonter.

Paraphimosis.

91. — Lésion dans laquelle le penis (la verge), étant retenue, allongée, ne peut se retirer parce que le fourreau est enflammé et produit un étranglement, bride la verge, la serre, ou que le gland est le siége d'une inflammation considérable; cette lésion produit quelquefois la paralysie de la verge; les causes sont l'excès de l'acte vénérien, des frottements longs sur la jument avant le coït, des coups frappés sur la verge, le cheval étant en érection, de l'introduction dans le prépuce de substances irritantes pour provoquer la sortie des urines.

Le parachimosis est toujours une affection grave. Il faut le plus promptement possible faire sur la verge des lotions d'eau froide pour redonner du ton; mais, si l'inflammation est grande, il faut faire des scarifications longitudinales sur la verge; la sérosité qui coulera avec le sang pourra faire tomber l'inflammation; s'il y a beaucoup de chaleur, on fait des lotions émollientes, on met des cataplasmes émollients; si la verge devenait presque froide, on emploie dans ce cas-là des lotions de plantes aromatiques infusées dans du vin ou de l'alcool camphré. Il faut se hâter de faire l'à-propos le plus tôt possible, car la verge resterait pendante; il est quelquefois nécessaire pour débrider de faire trois ou quatre incisions sur la partie intérieure et inférieure du fourreau en se servant d'un bistouri à lame étroite et concave sur le tranchant. Il y a des cas où il serait bien à propos d'administrer quelques doses de notre toni-dépuratif, car une blessure peut devenir grave, si au moment de l'accident l'animal a dans la circulation du sang des humeurs gâtées.

Parotide.

92. — Inflammation des glandes situées près et au-dessous des oreilles; on les appelle vulgairement avives. Quand l'une ou l'autre des deux glandes parotidiennes est enflammée, le cheval éprouve de la douleur; cela nuit à la mastication des aliments. Ces inflammations sont les symptômes de gourme, d'an-

gine, de coryza; il faut employer des cataplasmes émollients, des onctions d'onguent populéum; puis on en vient à l'onguent vésicatoire; s'il y a dépôt et que l'on suppose la matière ellaborée, on en fait l'ouverture avec l'attention de ne pas toucher aux corps glanduleux ni aux branches de la jugulaire. Pour de plus amples détails, nous renvoyons aux articles *Gourme, Angine* et *Coryza*.

Parturition.

93. — Accouchement, mise-bas, action par laquelle le produit de la conception, parvenu au terme de son développement, est expulsé de la cavité utérine à travers les voies génitales. Dans la parturition naturelle, les phénomènes précurseurs commencent quelques jours avant la parturition. Il y a gonflement des mamelles, elles deviennent sensibles et dures, il y a quelquefois engorgement considérable qui avance sous l'abdomen et simule l'œdème chez la vache; mais chez la jument l'engorgement remonte entre les cuisses jusqu'à la vulve; d'un autre côté les lèvres de la vulve se gonflent et sont dilatées, donnent issue à une matière liquide, séreuse; le ventre s'affaisse et descend, les flancs se creusent, la marche devient lente et pénible; puis enfin le moment approche, la bête se couche, paraît tranchée, elle fait des efforts et le petit est mis au monde. Quand il y a faiblesse, on donne à la vache ou bien à la jument quelques portions toniques, telles que des rôties trempées dans du vin ou du cidre, de la poudre de gentiane à la dose de 60 à 80 grammes pour un litre de vin ou de cidre.

Premier cas. — Obstacles à la parturition qui dépend d'un état maladif de l'utérus. La rigidité, l'irritation ou torsion sont des positions fâcheuses qui s'opposent à la parturition. La main introduite dans le vagin, on trouve la matrice dans l'un ou l'autre des cas mentionnés ci-dessus; des injections émollientes, des lavements de même, doivent être employés; les cataplasmes émollients sur la coupe; donner à boire de bonne eau blanche légèrement tiède; quelquefois il est à propos de donner une portion purgative de sulfate de soude à la dose de 500 grammes pour la vache, et pour la jument à la dose de 200 à 300 grammes; si le col de la matrice est à l'état squirreux, le cas est mortel.

Deuxième cas. — Des obstacles à la parturition qui dépendent de la mort du fœtus. Il s'en suit presque toujours la mort. Si le fœtus est entré en décomposition, il est bien rare que la gangrène ne s'établisse pas à la matrice; cependant quelquefois, mais bien rarement, le fœtus s'ossifie et reste dans cet état. La vache ne donnant plus de lait, alors on peut la livrer à la boucherie.

Troisième cas. — Parturition dans laquelle les deux membres abdominaux (de derrière) se présentent les premiers. Étant bien placés, la queue n'étant pas troussée sur la croupe, on extrait le veau facilement en plaçant la queue entre les membres; puis tirer sur les deux membres de bas en haut, ensuite de haut en bas; mais, quand les membres sont sous le ventre du veau qui est acculé comme un chien assis sur son derrière, le cas est difficile; on commence par opérer sur l'un ou l'autre membre; on passe un petit cordeau entre les cuisses, on le pousse le plus avant possible pour pouvoir le prendre en dessus de la cuisse et le ramener au dehors; par ce moyen on a les deux bouts du cordeau qui vous donnent le moyen de faire un nœud coulant que l'on fait couler sur la cuisse du veau; alors on le descend en dessous du jarret; arrivé là, on fait tirer doucement de bas en haut par un aide; pendant ce temps-là on fait une pression sur la croupe pour la repousser dans l'utérus; puis on revient au jarret pour faire glisser le nœud jusqu'au pâturon; arrivé là, on lui serre le plus possible pour qu'il ne s'échappe pas; ensuite vous commandez que l'on tire *sans secousse* toujours de bas en haut; avant de commander de tirer, il faut que le praticien passe la main sous le pied du veau, après avoir poussé le jarret en avant; que le pied soit dans le creux de la main pour le conduire ainsi jusqu'à la sortie de la matrice; sans cette précaution, le pied du veau pourrait déchirer l'utérus. On opère de même pour l'autre membre. Quand un seul membre de derrière se présente, pour avoir l'autre membre, on fait de même que nous l'indiquons pour les deux.

Quatrième cas. — Parturition dans laquelle la tête se présente seule sans les membres antérieurs. Il n'y a pas d'autre moyen que de repousser la tête et d'aller chercher les membres l'un après l'autre, quand la tête et les membres sont bien placés, avec des petits cordeaux sur les membres et quelquefois un troisième dans la mâchoire inférieure; puis on extrait le veau; si les deux membres étaient croisés l'un sur l'autre, il faudrait les placer avant de tirer pour avoir le veau.

Cinquième cas. — Parturition dans laquelle les deux membres antérieurs se présentent. La tête dévie entre les membres à droite ou à gauche, en dessous ou en dessus de la poitrine; dans ce cas le praticien a de grandes difficultés; il faut, s'il est possible, passer un cordeau autour de l'encolure qui produit dans ce cas-là une courbure; puis on fait tirer pour rapprocher la tête et avoir le moyen de pouvoir saisir la mâchoire inférieure pour ramener la tête entre les deux membres antérieurs; puis placer les cordages aux membres pour extraire le veau; si on ne peut pas ramener la tête dans la position normale pour extraire le fœtus, il n'y a pas d'autre moyen que d'amputer les deux membres; on coupe la peau autour du membre et au-dessus du genou; puis avec la main on détache la peau des tissus en la faisant remonter le plus possible auprès de l'épaule; alors on fait tirer le membre par plusieurs aides. Le membre se détache bien de la poitrine. On fait de même pour l'autre membre, si le praticien le trouve indispensable après avoir enlevé un ou les deux membres; il est plus facile de passer un cordeau autour de l'encolure; mais mieux vaudrait, si cela était possible, mettre le cordeau à la mâchoire inférieure pour ramener la tête dans la position naturelle, pour pouvoir extraire le veau. Mais le cas est souvent mortel.

Sixième cas. — Parturition dans laquelle le fœtus présente le dos, les reins ou la croupe. Cette circonstance constitue un des plus grands obstacles à la parturition. La main introduite dans l'utérus, ayant reconnu la nature de l'obstacle, il s'agit de déplacer le fœtus pour lui donner une position à pouvoir l'extraire; s'il semble plus facile d'avoir les extrémités antérieures, il faut, pour y parvenir, repousser la croupe le plus possible au fond de l'utérus pour rapprocher les extrémités antérieures, pour pouvoir tirer les membres et ensuite la tête; pour cela, on a presque toujours besoin de petits cordeaux pour mettre autour des pâturons, et quelquefois à la mâchoire inférieure, si on croit que l'obstacle sera moins grand pour avoir les extrémités postérieures. On pousse le plus possible le garrot au fond de la matrice pour avoir le moyen de passer des petites cordes autour des cuisses et les faire glisser jusqu'au pâturon. Il est presque toujours nécessaire de tirer les membres l'un après l'autre.

Septième cas. — Parturition dans laquelle un seul membre antérieur se présente avec la tête. Dans ce cas, l'autre membre est ployé sous le fœtus. Pour pouvoir l'avoir, il faut faire rentrer la tête et le membre dans l'utérus pour avoir la facilité d'avoir l'autre membre engagé sous la poitrine. Quand le membre est remis dans la position qu'il doit avoir, l'autre membre placé de même, il est facile alors d'extraire le veau, et souvent la mère peut l'expulser sans secours, étant replacé comme nous l'indiquons.

Huitième cas. — Parturition dans laquelle les quatre extrémités se présentent ensemble. Ce cas est heureusement très-rare. Il faut repousser le derrière pour avoir le devant ou repousser le devant pour avoir le derrière; presque toujours dans ce cas les efforts du vétérinaire sont infructueux, car au moindre effort que fait la mère les quatre membres reviennent toujours dans la même position. Il faut alors pratiquer l'embryotomie (section-division du fœtus). On enlève à l'aide du bistouri les membres antérieurs, comme nous l'avons indiqué au cinquième cas. Quand on est obligé d'opérer sur les membres postérieurs, cela est très-difficile; il faut amputer aux articulations rotuliennes.

Neuvième cas. — Parturition dans laquelle un des membres antérieurs est tourné en haut, vis-à-vis du rectum, et l'autre membre et la tête se présentent à la sortie. Il est à craindre que par les grands efforts que fait la bête le membre dévié ne déchire le rectum. Dans cette circonstance, le praticien doit introduire la main dans l'utérus pour amener au passage le membre dévié; mais il faut, pour cela, faire rentrer la tête et le membre qui sont engagés dans le vagin; si on ne peut pas faire rentrer dans l'utérus les parties qui ont franchi son orifice, pour pouvoir avoir le membre dévié, il faut se résigner à faire l'amputation du membre qui a franchi l'orifice du vagin. On fait comme il est indiqué au cinquième cas; après cette opération, il est presque toujours possible d'avoir l'autre membre et d'extraire le veau.

Dixième cas. — Parturition dans laquelle les cuisses sont appuyées contre les lèvres du bassin. Dans ce cas, le veau est dans la position d'un chien assis sur le derrière, les cuisses écartées et un peu tournées en dehors sur le plat, les articulations fémuro-rotuliennes faisant arc-boutant contre les parties latérales du bassin; dans ce cas grave, quand il n'est plus possible de faire rentrer le fœtus, il faut amputer la portion qui est à l'extérieur, ensuite refouler dans l'utérus ce qui reste, puis mettre des cordeaux dans les extrémités ; et alors le renversement s'effectue et le part s'achève.

Onzième cas. — Enroulement du cordon ombilical autour du fœtus. En passant la main dans l'utérus et ayant reconnu l'obstacle qui s'oppose à la parturition, si c'est le cordon ombilical qui entourre et serre le cou, il faut le couper et se hâter d'extraire le veau qui n'a plus de communication avec la mère; il est alors privé d'air et bientôt asphyxié.

Dans tout ce qu'il y a à faire pour tous les cas de parturition difficile, il faut que le vétérinaire ait beaucoup de précaution; agir avec prudence; bien observer avant de manœuvrer; ne pas subir l'influence des personnes qui l'entourent; savoir commander pour se faire aider.

Phimosis.

94. — Maladie qui consiste dans le rétrécissement de l'ouverture du fourreau, qui dès lors ne permet plus au pénis (verge) de sortir. Ce rétrécissement est toujours chronique. Cette affection provient de blessures ou de fics dans le fourreau; ce rétrécissement fait que la verge ne peut plus sortir du fourreau lorsqu'il s'agit d'uriner; puis l'humeur sécrétée à l'intérieur du fourreau devient irritante; la tête de la verge devient enflammée et l'animal ne peut plus uriner, ou, s'il urine encore, c'est dans le fourreau; soit végétation anormale, soit ulcère, cela peut se terminer par la gangrène. La gravité est en raison du degré d'intensité de l'inflammation qui accompagne le phimosis.

Traitement. — On fait des injections, des fomentations émollientes, des bains émollients, avec des mauves ou de la guimauve ou de la graine de lin, des mouchetures sur le fourreau; on en vient quelquefois à faire des incisions à la partie interne et inférieure du fourreau, puis des lotions aromatiques, quelques lavements, de l'eau blanche. On en vient quelquefois à l'incision du prépuce quand cette partie est affectée de végétations, d'ulcères; dans ce cas on emploie, pour lotionner les plaies, de l'alcool camphré, de l'onguent dessicatif.

Phlegmon.

95. — Phlegmon signifie chaleur étrangère, inflammation

du tissu lamineux ou cellulaire. Comme nous écrivons pour être compris des cultivateurs, nous leur dirons en termes vulgaires que les tissus lamineux ou cellulaires sont les chairs. Ainsi toutes les parties du corps sont susceptibles d'être le siége d'inflammation phlegmoneuse.

La douleur que produit le phlegmon est en rapport à la partie qu'il occupe et au degré de l'inflammation; à mesure que le phlegmon fait des progrès, la douleur est plus violente. L'animal a la fièvre, perte d'appétit. On voit cela au javart, au mal de garrot ou mal de taupe, ou quand le phlegmon est situé sur le pis des vaches ou juments. Le traitement que font tous les vétérinaires entichés de la méthode de Broussais est d'employer la phlebotomie (saignée), puis des résolutifs. Il est vrai que les saignées diminuent les inflammations; mais la résolution ne se fait pas ou que très-lentement et souvent reste stationnaire; le phlegmon passe à l'état gangreneux ou squirreux, surtout au pis des vaches.

Traitement. — La diète, des lotions émollientes avec des mauves, ou de l'eau de graine de lin; puis, quand l'inflammation diminue, on fait des lotions d'infusion de fleur de sureau. Si l'inflammation perd sa chaleur, semble plus froide que les parties voisines de la tumeur, on fait dans ce cas-là des lotions de plantes aromatiques, d'alcool camphré, car il faut entretenir sur la partie phlegmoneuse un degré de chaleur convenable pour obtenir la résolution. Si l'inflammation est située sur une partie où il est convenable de favoriser le dépôt, on fait l'application d'onguent vessicatoire; si on emploie de bonne heure notre toni-dépuratif, on fera tomber promptement l'inflammation, et la résolution a lieu promptement; s'il y a dépôt, la cicatrisation a lieu dans un très-court délai.

Pour le phlegmon au pis des vaches ou des juments, nous renvoyons à l'article *Maladies des Mamelles.*

Phlébite.

96. — Mal de saignée. — Voyez *Trombus.*

Phthisie.

97. — La phthisie pulmonaire du cheval s'annonce par l'amaigrissement, la tristesse, le dégoût, une toux légère quel-

quefois sèche, d'autrefois accompagnée d'un écoulement par les naseaux d'une matière altérée, les mouvements du flanc altérés; mais cette altération diffère de celle de la pousse en ce que dans la phthisie il n'y a qu'un contre-coup vague et irrégulier, au lieu du double temps qui se remarque dans le cas de pousse. La respiration est souvent sifflante; avec le temps, la toux devient plus intense; l'amaigrissement et la faiblesse sont plus grands; il survient dévoiement. C'est le deuxième degré de la phthsie; au troisième degré la toux est plus fréquente, la respiration plus gênée. La matière de l'écoulement nasal purulente, jaune, fétide; la maigreur est extrême. En explorant la poitrine (il faut pour cela appuyer l'oreille légèrement sur les côtés de la poitrine), on entend un gargouillement, un râle sibilant (sifflant) ou caverneux; dans d'autres parties des poumons, il y a absence de bruit respiratoire.

La bronchite, la pleurésie, la pleuro-pneumonie, quelquefois la pousse sont, dans la majorité des cas, l'origine de la phthisie pulmonaire. Les affections des poumons passées à l'état chronique sont incurables; ce n'est qu'à l'origine de ces maladies qu'il est possible de détruire la cause morbifique ou efficiente.

Phthisie pulmonaire des bêtes bovines (Pommelière). — Comme la phthisie pulmonaire du cheval, celle des gros ruminants est due à une inflammation chronique du poumon et quelquefois des plèvres. C'est cette inflammation qui forme des tubercules; ces tubercules venant à se ramollir donnent lieu à des ulcères en suppuration ou développement d'inflammations aiguës qui amènent la mort.

Les causes occasionnelles les plus fréquentes de la phthisie pulmonaire sont des logements obscurs, bas, trop chauds, privés d'air, joint à cela des vapeurs ammoniacales qui se dégagent du fumier. Les bêtes qui sont transférées (conduites) d'un pays à un autre ayant une grande distance, des marches forcées pour arriver sur les foires; mal conduites par les garçons. La parturition se fait avant terme, quelquefois l'avortement. Le transport par chemin de fer est très-nuisible. Le changement de climat, puis renfermées dans des étables privées d'air libre et de verdure; enfin, tout leur manque, elles sont prisonnières et au cachot.

Symptômes de la phthisie pulmonaire. — Une toux légère d'abord; avec le temps elle devient plus fréquente, faible, rauque, ressemble à un râlement traîné; plus tard l'embarras du poumon augmente; il y a dégoût, tristesse; il y a diminution, altération, suppression du lait. Si on emploie un traitement convenable dès le début, la bête peut se rétablir; mais quelquefois la santé apparente n'est pas réelle; la bête tousse encore, mais plus rarement; les poumons restent malades, et six mois, un an, deux ans plus tard, on voit la vache maigrir, quoique bien nourrie, perdre son lait, demander le taureau toutes les trois semaines, quoique étant pleine. L'avortement peut avoir lieu; c'est le deuxième degré de la phthisie pulmonaire; au troisième degré, il y a douleur extrême, la marche très-lente, la toux plus faible, plus fréquente, l'appétit presque nul et capricieux; la sensibilité sur les lombes (reins) et sur le garrot est très-grande. En appuyant l'oreille légèrement sur les côtés de la poitrine on entend un râle sibilant (sifflant); à une autre place, il y a absence de bruit respiratoire. Le lait est d'un blanc bleu, peu abondant, et ne peut être conservé, tourne facilement, contient beaucoup de sérum (petit lait), fournit peu de beurre qui est huileux, facile à rancir; le fromage ne vaut rien. La vache atteinte de phthisie pulmonaire, arrivée à cet état de dépérissement, est complètement ruinée.

Si les moyens térapeuthiques eussent à l'origine de la maladie été en rapport convenable avec les besoins de la nature, l'affection n'aurait pas passé à l'état chronique, elle aurait été détruite dès son principe.

Le plus souvent, les moyens employés sont insuffisants, et le plus souvent encore ils sont contraires aux besoins que réclame la nature, par cette funeste habitude, la saignée.

Donnez à vos animaux de l'air, de la lumière, une nourriture saine, pas trop échauffante, et en cas de maladie employez des purgatifs à doses convenables et réitérés. Employez notre toni-dépuratif avec assurance de succès.

Pied (MALADIE DU).

98. — Nous renvoyons nos lecteurs au traité tout spécial des maladies du pied, par M. Girard, 1836, à Paris, chez Bouchard-Huzard, libraire, rue de l'Éperon, n° 7.

Piétin.

99. — Maladie particulière au mouton, qui consiste dans

l'inflammation du tissu à la partie supérieure et interne de l'onglon.

Symptômes.—Elle présente trois périodes: première période, désunion quelques jours après l'invasion; deuxième période, ulcération, suintement fétide, abcès, inflammation de l'ongle; troisième période, décollement d'une grande partie de l'ongle, tuméfaction de la région digitée (des doigts), chute de la corne, ulcération des tendrons et des ligaments, carie des os, maigreur, mort.

Au début, la maladie est facile à guérir; plus tard il y a altération du pied et incurabilité. Le traitement chirurgical est d'enlever la corne et les tissus altérés pour obtenir une plaie simple. On se sert de la feuille de sauge à lame étroite pour bistouri. On enlève par précaution toute la corne soulevée par la matière, sans faire saigner; si les tissus sont gâtés, il faut les enlever, ensuite panser la plaie avec de l'onguent égyptiac, dans lequel on aura ajouté de l'alun calciné et réduit en poudre, trente grammes d'alun pour cent grammes d'onguent égyptiac. On se sert d'un petit pinceau de chiffon pour appliquer l'onguent. On peut aussi employer l'eau de Rabel, ou la teinture d'aloès à laquelle on ajoute de l'alun à la même dose que l'onguent égyptiac.

Nous recommandons comme moyen préservatif et curatif l'eau de chaux. On dispose pour cela une espèce de caisse faite de planches bien closes, ayant cinquante centimètres de plus large que la porte d'entrée de la bergerie, où on placera la caisse et deux mètres sur l'autre partie, et quinze centimètres de profondeur; la veille que l'on voudra faire prendre le bain de pied au troupeau, on éteindra la chaux. Il faut vingt litres de chaux pour cent litres d'eau. On met la caisse au niveau du sol pour faire prendre les bains. La chaux étant bien délayée et bien liquide, on fait sortir les moutons de la bergerie; par ce moyen, ils prennent un bain de pied; on répète cela deux ou trois fois en deux ou trois jours.

Si la maladie a beaucoup de gravité, il faut faire prendre au troupeau, pour le purger, du sulfate de soude pendant dix à quinze jours, à la dose de quatre-vingts à cents grammes par mouton et par jour ou autant de doses qu'il y a de moutons, dans la quantité d'eau qu'ils peuvent dépenser par jour pour leur boisson.

Plaie.

100. — Plaie par instrument tranchant sur les grands animaux. La plupart des plaies par instrument tranchant sont peu graves; quelques-unes, cependant, peuvent amener la mort quand elles intéressent un organe important. Quand les plaies sont sur les membres, on peut appliquer des bandages. Il ne faut pas que ces bandages interceptent la circulation du sang; quand les plaies sont sur le corps, on met des bandelettes aglutiatives, de la toile enduite de térébenthine ou de poix noire pour les grands animaux. Pour les petits, on se sert de blanc d'œuf, de gomme, d'empois (amidon cuit); rapprocher et maintenir les lèvres de la plaie par des fils ou des épingles qui traversent leur épaisseur. On prend un petit carrelet (aiguille de sellier) courbe pour faire des points de suture entortillés (à surjet); il est quelquefois nécessaire de retrancher des portions ou lambeaux de peau ou de chair.

La piqûre par le clou de rue est quelquefois grave et peut produire une violente inflammation du pied, et la matière fuse à la couronne.

Plaie par contusion sur les genoux. Nous renvoyons à l'article *Couronné*.

Plaie par contusion. Voyez *Mal de nuque* et *Mal de garrot*.

Toute autre plaie où il y a déchirure, il faut d'abord enlever les corps étrangers qui ont pu être introduits dans la plaie; retrancher les chairs en lambeaux; faire des points de suture pour rapprocher les parties divisées; faire des lotions d'eau froide continuë, pendant plus ou moins longtemps, sur la plaie, suivant la gravité; quelquefois une couche d'onguent vésicatoire est utile, quand on ne fait plus de lotions; ensuite, on panse la plaie avec de la teinture d'aloès et de la filasse très-fine et taillée très-court.

Plaie par morsure d'animaux sains. Le pansement est le même que pour les contusions ou déchirures.

Plaie par morsure d'animaux enragés. Le cas est toujours grave. Il faut presser promptement et fortement la partie mordue; la laver à l'eau froide salée et vinaigrée ou de l'ammoniaque liquide mélangé d'eau, ensuite avec de l'essence de térébenthine. On fait tout cela pendant que d'un autre côté on met des cautères convenables au feu que l'on fait chauffer à blanc, pour cautériser le plus promptement possible pour détruire le virus. Il ne faut pas oublier que ce virus peut être absorbé promptement par la circulation du sang, produire la rage en dix, quinze, vingt, trente, cinquante jours, et même plusieurs mois après son introduction dans la circulation du sang.

Plaie provenant de piqûre de ton, frêlon, abeille, ou de reptiles tels que : la vipère, le scorpion. On bassine avec de l'eau froide salée et vinaigrée, avec de l'eau dans laquelle on a mis de l'ammoniaque liquide. Il est très-souvent à propos de cautériser la morsure de la vipère et la piqûre du scorpion.

Pleurésie.

101. — Pleurésie ou inflammation des plèvres, nom donné aux deux membranes séreuses qui produisent ou contiennent du liquide; ces membranes tapissent la cavité de la poitrine et se replient sur les poumons auxquels elles servent d'enveloppe.

La pleurésie est une maladie des plus dangereuses dont les animaux puissent être affectés. Le cheval y est plus sujet qu'aucun autre.

Les symptômes sont à peu près les mêmes que ceux de la pneumonie et de la pleuro-pneumonie; il y a des alternatives de froid et de chaud; des douleurs simulant de légères coliques; des sueurs générales ou partielles; irrégularité du pouls, la gêne de la respiration. En appuyant ou frappant légèrement sur le parois de la poitrine, le cheval manifeste une grande sensibilité; la toux est rare et petite, souvent avortée; ne rendant rien ou presque rien par les naseaux; un murmure respiratoire faible, accompagné d'un léger frottement.

Pour nous, ces trois maladies n'en font qu'une; il est tout-à-fait inutile de les diviser, puisque dans l'une comme dans l'autre ce sont les plèvres et les poumons qui sont plus ou moins affectés. Les causes occasionnelles sont des coups frappés sur la poitrine, un exercice trop violent ayant mis le cheval en transpiration, refroidi trop promptement; n'ayant pas été pansé ni logé convenablement ou ayant pris de l'eau très-froide. Combien de chevaux ou de bêtes bovines sont atteintes de maladie de poitrine dont on ne connaît pas la cause occasionnelle? Presque tous les animaux atteints de maladie de poitrine succombent; ceux qui ne meurent pas restent atteints de maladie chronique (vieille courbature).

Le traitement que font tous les praticiens, c'est d'employer les saignées répétées et une diète rigoureuse; puis des vésicatoires, des sinapismes, des sétons, du kermès minéral ou l'émétique.

Les vésicatoires, les sétons, les sinapismes, produisent des inflammations qui débarrassent la circulation du sang; mais il ne faut pas que les inflammations soient trop grandes, car cela pourrait réagir sur les poumons. Il n'en est pas de même des saignées et de la diète, qui sont des moyens contre-indiqués et tout-à-fait contraires; en affaiblissant, on enlève à la nature sa puissance absorbante; puisqu'il y a épanchement d'un liquide dans la poitrine, la guérison ne peut s'effectuer que par l'absorption.

Nous conseillons d'employer des purgatifs à petites doses répétées. On trouvera dans notre toni-dépuratif un puissant moyen curatif.

Poches gutturales.

102. — Ce sont deux sacs membraneux adossés l'un à l'autre, situés dans l'intérieur de l'arrière-bouche; ces membranes sont susceptibles d'inflammation dans l'angine, le coryza et la gourme. Deux cas peuvent se produire dans l'inflammation de ces poches : ou l'ouverture de ces poches s'oblitère et la sécrétion morbide que fournit la membrane ne trouvant pas d'issue s'accumule dans les poches; ou bien l'ouverture demeure béante et la matière peut s'écouler par le nez. Dans le premier cas, la poche forme une tumeur qui soulève la glande parotidienne auprès et au-dessous de l'oreille et obstrue la cavité de l'arrière-bouche, comprime le conduit de l'air et le conduit alimentaire, empêche l'animal d'avaler, produit le cornage et peut amener la suffocation. Dans le second cas, la matière rendue par les naseaux est filante, glaireuse, plus ou moins nuancée de jaune, de vert; quelquefois la matière est semblable à du caillé, n'ayant pas de mauvaise odeur, d'autrefois ayant une odeur fétide; il y a engorgement des glandes de l'auge. On peut prendre cette affection pour la morve. Il y a bien irritation de la membrane muqueuse des naseaux; mais pas de chancre ni de glande de mauvais caractère, et les os de la face ne sont pas boursouflés.

Pour le traitement, voyez *Angine, Coryza* et *Gourme*.

On pratique une opération que l'on appelle hyovertébrotomie; mais il faut, pour pratiquer cette opération, une connaissance parfaite de l'anatomie, et cette opération ne se pratique que dans les écoles vétérinaires.

Poireau, Verrues.

103. — Voyez l'article *Fic*.

Polype.

104. — Tumeur qui se développe à la surface des membranes muqueuses, portée par un pied à base plus ou moins large ayant son siége à la surface de cette membrane; d'autres ont leur racine dans toute l'épaisseur de la membrane. Il y en a que leurs racines affectent jusqu'au tissu cellulaire sous-muqueux. On rencontre ces affections au fourreau du cheval et dans les fosses nasales, dans le vagin de la vache et de la jument. Ces végétations sont rares. Elles obstruent les cavités où elles sont logées, gênent la respiration et sont quelquefois la cause du cornage.

Les moyens curatifs ne sont pas toujours faciles à mettre en usage; plus elles sont situées profondément dans les narines, plus elles sont difficiles à atteindre. Plus la base est large, plus on a de peine à les détruire. Dans tous les cas, les moyens curatifs consistent à débarrasser les narines. On emploie la ligature, l'arrachement et la cautérisation; on est presque toujours obligé de fendre la narine pour extirper le polype; l'opération terminée, on fait des points de suture à la narine pour réunir les deux lèvres de la plaie; puis on fait des injections émollientes et ensuite aromatiques.

Si l'animal ne paraît pas avoir une bonne santé, il faut lui administrer quelques doses de notre toni-dépuratif.

Pommelière.

105. — Voyez *Phthisie pulmonaire*.

Ponction.

106. — Voyez *Indigestion gazeuse*.

Pousse.

107. — Irrégularité des mouvements des flancs dans l'acte de la respiration (action par laquelle l'air entre dans les poumons du cheval). Cette affection s'annonce par la gêne de la respiration, le battement irrégulier des flancs et une toux sèche, quinteuse et sans rappel; le signe le plus caractéristique est le soubresaut qui se fait remarquer dans l'expiration (action par laquelle l'air sort des poumons); l'abaissement du flanc est à peine commencé qu'il s'arrête subitement, s'interrompt pour recommencer et achève de se faire tranquillement. L'emphysème pulmonaire, c'est de l'air qui a allongé outre mesure les mailles du tissu pulmonaire, leur a fait perdre leur élasticité; elles ne reviennent pas dans leur état normal; c'est ce qui est la cause primitive de cette affection, qui est le plus souvent due aux efforts violents, aux courses rapides qui déchirent les vésicules pulmonaires; si l'emphysème est la cause de la pousse, on entend le râle crépitant, sec, dans les parties du poumon qui sont affectées, en appuyant l'oreille sur les côtés de la poitrine. Sans que le cheval ne fasse aucun effort, il peut tomber poussif par une cause malfaisante qui existe dans la circulation du sang, et qui va se poser sur les poumons. Nous avons vu plusieurs fois des propriétaires avoir des chevaux qui ne travaillaient pas la moitié du temps, qui ne faisaient jamais de courses rapides, et tomber poussifs. Un cheval a la gourme, il ne peut pas s'en débarrasser, ou il a une irritation de poitrine (rhume); dans l'un ou l'autre cas, on ne fait rien; on ne fait pas ce qui est à propos pour venir au secours de la nature. Si on employait en temps opportun les moyens convenables, le nombre des chevaux poussifs serait beaucoup moins nombreux; que fait-on? deux saignées, pour prévenir que le cheval n'ait la gourme; s'il y a irritation? des saignées, toujours des saignées; par de tels moyens, on met des entraves à l'ordre de la nature. Car, sans de pareils moyens, beaucoup de chevaux se guériraient sans les secours de l'art vétérinaire. Ne vous trompez pas, messieurs les praticiens; en employant la saignée, vous pouvez avoir un mieux momentané, factice, mais jamais réel.

Nous conseillons d'employer en temps opportun notre toni-dépuratif. On obtiendra par ce moyen des résultats qui surprendront le praticien qui saura l'employer convenablement.

Pour observer si un cheval est poussif, quand la maladie

n'est pas avancée, il faut que le praticien prenne beaucoup de précautions. Il faut observer le cheval le matin à jeun avant de l'exercer, ensuite le faire courir et lui donner l'avoine, puis provoquer la toux. Si l'animal est atteint d'une maladie récente, il faut ajourner pour se prononcer; dans une maladie récente, il y a quelquefois irrégularité des mouvements du flanc, qui ressemble à la pousse; quelques jours plus tard, le cheval paraît bien et le vétérinaiae déclare que le cheval n'est pas poussif. Mais, dix, quinze ou vingt jours plus tard, le cheval a une toux sèche, puis des mouvements irréguliers du flanc. Alors le propriétaire croit que l'expert s'est trompé. Il y a des cas où les maquignons trouvent le moyen de faire développer une maladie artificielle, pour masquer une maladie ancienne. La toux sèche et quinteuse est un symptôme, mais cela n'est pas suffisant, il faut que l'expiration (air qui sort des poumons) se fasse en deux temps, il faut qu'il y ait ce que l'on appelle soubresaut.

Dans notre pratique, nous avons remarqué que, dans la majorité des cas, on ne voyait rien quand le cheval était exercé. Nous avons vérifié nombre de fois, en observant des chevaux, à minuit ou à deux heures du matin, pouvoir affirmer qu'ils étaient poussifs, et, à dix heures du matin, on ne voyait plus cette irrégularité des mouvements du flanc.

Nous affirmons que, pour bien observer un cheval, chez qui la maladie n'est pas avancée, il faut qu'il soit dans un état de tranquillité parfaite, absolue, et au moment que se fait la digestion; aucun moment de la journée n'est aussi convenable que minuit, ou une à deux heures du matin.

Pouls.

108. — Pulsation, mouvement de dilatation imprimé au système artériel par chaque contraction du cœur. L'exploration du pouls fait connaître l'état de la circulation et peut fournir dans la plupart des maladies des indices. Nous ne parlerons que du pouls du cheval. On l'explore à l'artère glosso-faciale, sur le contour du maxillaire (mâchoire inférieure). On place le pouce de la main droite sur la joue pour y prendre un point d'appui, et les doigts sont appliqués mollement sur le trajet de l'artère, en dedans, sur la courbure de l'os de la mâchoire inférieure; dans l'état normal, le pouls du cheval fournit 32 à

36 pulsations par minute; dans l'état de maladie, le pouls est accéléré ou ralenti.

Pratique.

109. — Exercice de l'art vétérinaire, application des préceptes reçus dans les écoles; mais les préceptes que l'on reçoit dans les écoles ne sont pas suffisants pour faire un bon praticien. Il faut une disposition naturelle, beaucoup d'activité, un bon jugement, un certain tact; ne pas se lasser d'étudier les meilleurs ouvrages de médecine vétérinaire et de médecine humaine. Faire beaucoup d'autopsies; savoir choisir dans la thérapeutique les moyens et les remèdes les plus efficaces; être maître de ses volontés; savoir s'affranchir de la méthode pernicieuse de Broussais (la saignée et la diète outrée). Un vétérinaire à qui la nature aura donné ces qualités fera avec une dizaine d'années de pratique un praticien habile qui rendra de grands services aux cultivateurs.

Ptyalisme.

110. — Salivation extraordinaire qui affecte quelquefois le cheval. Il s'écoule par la bouche du cheval atteint de cette affection une salivation abondante, surtout pendant l'action de manger l'avoine et quand le cheval a le mors dans la bouche; cette salivation est visqueuse, ayant une certaine odeur de suret.

Causes. — Une dent cariée, une inflammation de la membrane muqueuse de la bouche, ou une inflammation des glandes parotidiennes, ou bien quelques préparations mercurielles que l'on aura employées contre la gale ou la dartre. On rencontre encore des vétérinaires et des médecins qui marchent le pied dans l'ornière pour employer de tels moyens pour les animaux comme pour l'espèce humaine.

Traitement. — Des injections, des gargarismes d'eau de mauve ou de guimauve, ou de l'eau de graine de lin, de l'eau d'orge miellée un peu vinaigrée, des cataplasmes émollients sur les glandes parotidiennes. Avec quelques doses de notre toni-dépuratif, on fait promptement disparaître cette maladie.

Pustule maligne.

111. — Voyez *Charbon*.

R

Rachitisme.

112. — Déviation du rachis (épine du dos). Ramollissement des os qui se déforment et se courbent, forment bosse; maladie qui affecte l'espèce humaine, rarement les animaux.

Rage.

113. — L'envie de mordre, c'est bien le côté le plus saillant du caractère chez le chien et le loup, enfin chez tous les animaux qui attaquent et se défendent avec leurs dents et leurs mâchoires. Le chien enragé devient sournois, hargneux et traître; sans aucun avertissement, souvent, au milieu des caresses qu'il semble recevoir avec plaisir, il se retourne tout à coup vers la personne qui le flatte et la mord; fréquemment aussi, il vient volontairement lorsqu'on l'appelle, paraît avoir toute la douceur possible, remue la queue et affecte un air de satisfaction, lorsque tout à coup, semblant céder à une impulsion subite, il mord la personne qui l'a appelé. La voix du chien est altérée; la manière d'aboyer est plus précipitée, avec quelque différence aussi dans le ton de la voix; un hurlement se mêle parfois à l'aboiement; l'organe vénérien est aussi compté au nombre des symptômes de la rage, chez le mâle surtout; les yeux sont rouges et hagards; il recherche l'obscurité; des accès qui finissent par ne plus laisser de repos, l'envie de mordre, la gueule enflammée et écumeuse. Après plusieurs accès, le chien n'aboie plus, perd ses forces, devient paralysé des membres postérieurs et meurt. Dans la rage mue (rage muette), le chien n'aboie pas, ne mord pas, reste souvent la gueule ouverte, ne peut plus rien prendre; il y a strangulation.

En général, les symptômes de la rage commencent, dans le cheval comme dans le chien, par la tristesse, le dégoût; puis, l'accès de la rage venant à se manifester, l'animal frappe d'abord du pied, hennit, rue, secoue de la tête et se livre à des mouvements désordonnés; il a dans quelques cas des envies de mordre, se mord lui-même et bave considérablement; quelquefois il a aussi horreur de l'eau; souvent il se jette avec fureur sur le liquide et cherche à mordre et mord les autres chevaux; puis surviennent les convulsions et la mort.

Dans l'espèce bovine, les symptômes sont beaucoup plus alarmants. L'animal se tourmente beaucoup et fait entendre des beuglements rauques; ses yeux sont enflammés et hagards; il cherche à donner des coups de corne, se jette sur tout ce qui l'entoure, monte dans la mangeoire, s'accroche au râtelier; s'il parvient à briser ses liens, il bouleverse tout, puis tombe épuisé et meurt.

Chez le mouton, au commencement il y a tristesse, la marche est chancelante, il tourmente tout le troupeau, monte sur les bêtes qui l'entourent, lutte continuellement et attaque de la tête; ses yeux et sa bouche sont enflammés; il bave quelque peu et cherche à mordre à la manière des ruminants. Il y a des frémissements au train postérieur; ces frémissements deviennent continus sur la fin de la maladie, et cela ressemble à un bouillonnement de vapeur qui voudrait se dégager de dessous la peau; puis bientôt il est épuisé et meurt.

Le chien meurt après trois à huit jours de maladie.

Le cheval après deux à cinq jours.

Le bœuf ou la vache après deux à quatre jours.

Le mouton après trois à cinq jours.

Chez tous, il y a ténesme (envie fréquente de fienter); la plupart ont des strauguries (rendre de l'urine goutte à goutte); il y a aussi strangulation (mal de gorge). Les animaux enragés n'ont pas tous horreur de l'eau, comme on le dit. La rage est spontanée chez les carnivores, le chien, le chat, le renard, le loup, et se déclare sans cause extérieure.

Le virus rabique a une propriété contagieuse, qui se communique par la morsure et par la bave inoculée.

Cette maladie se manifeste dix, quinze, vingt, trente, trente-cinq, quarante, quarante-cinq et cinquante et même plus de soixante jours après la morsure ou l'inoculation. Un cinquième au plus des animaux mordus ou des personnes mordues par des carnivores enragés deviennent enragés; si les cas de rage ne sont pas plus nombreux, cela tient à plusieurs causes : sans doute que l'animal qui mord a la dent usée de manière à ne pas pénétrer dans la chair, ou qu'ayant fait plusieurs morsures immédiates il peut arriver qu'aux dernières morsures il n'ait plus de bave sur la dent; ou que l'animal mordu ait le poil ou la laine très-fourrée, de manière à ce que la bave se trouve essuyée avant que la dent n'ait pénétré dans les chairs; ou qu'une personne mordue ayant la partie couverte par ses vêtements, la dent de l'animal enragé peut se trouver essuyée avant que de pénétrer dans les chairs.

Traitement de la rage. — Tous les moyens employés jusqu'à ce jour ont été infructueux, de l'avis de tous les médecins comme des vétérinaires, et c'est aussi le nôtre. Il faut cautériser, immédiatement après l'accident, avec des fers chauffés jusqu'au blanc; voyez article *Plaie*. On emploie des caustiques chimiques; ils ont beaucoup moins de propriété que le fer chauffé à blanc. En attendant que l'on puisse cautériser, il faut le plus possible faire saigner la plaie; si une personne est mordue, qu'elle n'oublie pas qu'il s'agit de son existence en péril; si on emploie la cautérisation quelques heures après l'accident, il peut être trop tard. La circulation du sang se fait continuellement, le virus peut être absorbé immédiatement.

Nous conseillons, pour les personnes comme pour les animaux, d'employer la purgation sitôt l'accident, et activement. En purifiant les fluides, nous pensons que l'on peut neutraliser l'effet du virus.

Des médecins affirment avoir préservé et même guéri des personnes enragées par l'emploi des bains de vapeurs. Voici le moyen indiqué : On fait bouillir de l'eau dans une chaudière ; la vapeur doit chauffer un petit appartement à une chaleur de cinquante à soixante degrés où sera placé le malade qui doit avoir une transpiration abondante pendant une heure au moins ; ensuite se coucher et se tenir bien chaudement, en mettant à ses côtés des bouteilles de grès remplie d'eau bouillante ; répéter cela pendant trois jours de suite. Un vétérinaire m'a assuré s'être très-bien trouvé de laver la partie mordue par le chien enragé et le plus promptement possible avec de l'eau chaude qui aura la propriété de décomposer le virus; laver ensuite la plaie avec un pinceau imbibé d'un mélange d'eau très-pure et de potasse caustique par parties égales, et ensuite l'enduire de chlorure d'antimoine à l'aide du même pinceau.

Il y a des personnes qui se disent possesseurs d'un remède

qui préserve de la rage; d'autres personnes affirment guérir après plusieurs accès. Nous donnons ci-dessous une recette dont se sert M. de Bourepos, de Sainte-James, près Dreux, qui est la même qu'employait madame de Verdun, de Torçay-Saint-Ange, près de Châteauneuf-en-Thimerais.

On peut trouver cette recette dans presque toutes les bibliothèques qui conservent les registres des administrations communales, le ministre de l'intérieur l'ayant envoyée dans toutes les préfectures de l'Empire. Mémorial administratif de la préfecture d'Eure-et-Loir, numéro 229, année 1807.

Remède contre la rage.

Prenez une poignée de rue;

— Une poignée de la seconde peau d'églantier ou rosier sauvage;

— Une poignée de pâquerette ou marguerite sauvage;

— Le blanc de trois gros poireaux coupés par morceaux; les plus gros sont les meilleurs;

— Six gousses d'ail;

— Six morceaux de la plus blanche fiente de poule.

Après avoir bien pilé le tout ensemble, on y joindra plein une cuillère à bouche du sel du cuisine, que l'on pilera avec les herbes ci-dessus. Le tout bien pilé, on y mettra huit à neuf cuillerées de bon vinaigre de vin, que l'on remuera avec les simples pilés, lesquels doivent baigner dedans. On laissera le tout bien couvert et infuser ensemble, dans un pot, du soir au lendemain matin; pour s'en servir, on le passera dans un gros linge et on pressera fortement. Cette quantité est pour trois personnes à peu près. On donnera à chaque personne la dose qui suit :

Pour un homme fort et vigoureux, cinq fois plein une cuillère à bouche;

Pour un homme moins fort ou une femme, quatre cuillerées;

Pour un jeune homme de douze à quinze ans, trois cuillerées;

Pour un enfant de sept à huit ans, une bonne cuillerée;

Le tout suivant la force et la vigueur, dans tous les âges.

Il faut que les personnes auxquelles on donne le breuvage soient à jeun et ne mangent qu'une heure après l'avoir pris. Il est essentiel de s'abstenir pendant quelque temps de fruits et de laitage.

Il faut courir, un moment après avoir pris son breuvage, sans trop s'échauffer, seulement pour ouvrir les pores. Le remède ne se garde point et il faut le composer au moment où l'on en a besoin.

Avec le marc, on guérit la plaie provenant de la morsure sur laquelle on l'applique, après l'avoir remise au vif.

Pour un fort chien ou un cochon, cinq cuillerées, à proportion des hommes;

Pour une vache ou un cheval, dix cuillerées.

Nota. — Messieurs et mesdames de Poligny, demeurant dans leur terre de Poligny, paroisse du Chêne, près Conches et Breteuil, en Normandie, font journellement usage de ce breuvage, qui est dans leur famille depuis trois cents ans. On n'a pas connaissance que personne soit mort enragé après l'avoir pris.

Ce remède est tombé en désuétude, par la raison que l'usage que l'on en a fait n'a pas donné de bons résultats.

Rampin.

114. — Chevaux rampins, dont les pieds de derrière n'appuient pas sur toute la surface; la pince porte sur le sol et pas les talons. Un cheval dans cet état n'étant pas ferré convenablement est bientôt ruiné.

Des vétérinaires, auteurs de dictionnaires, ont enseigné tout le contraire de ce qu'il convient de faire. Dans cette affection, nous conseillons que le fer ne soit pas plus long en pince, ni plus fort, mais qu'il soit un peu relevé en pince; les branches plus fortes en talons, sans crampon; ne jamais abattre des talons. Si le cheval use beaucoup, on lui met des fers en acier. Comprend-t-on que le cheval ferré de cette manière fera son appui sur une surface plus étendue? Au bout de quelques mois, vous le verrez redressé.

Les vétérinaires et les maréchaux font et recommandent le contraire de ce que nous indiquons. Ils font ou recommandent d'abattre des talons, et de mettre des fers allongés en pince et plus forts; un tel moyen fatigue et cause la ruine du cheval en peu de temps.

Renversement du Vagin.

115. — Nous ne nous entretiendrons dans cet article que

de ce qui concerne la vache, la jument, la brebis. Le renversement du vagin est ce que l'on appelle vulgairement sabot, espèce d'hernie ou descente; relâchement des tissus musculeux. On voit le vagin écartant les lèvres de la vulve (naissance); il rentre quelquefois seul, mais il paraît quelquefois assez volumineux pour ne pas rentrer sans le secours de l'art, et exposé à l'air il survient inflammation. Il faut bassiner avec de l'eau émolliente et replacer avec la main le vagin dans sa position normale, puis mettre un bandage comme pour le renversement de l'utérus. Le renversement de l'utérus (portoire) est beaucoup plus grave; c'est un accident qui arrive à la suite de la parturition (vélage); les tissus de la matrice sont dans un état de relâchement presque complet; l'organe semble paralysé, et il y a renversement sans effort; le plus souvent, cet accident a lieu par des tranchées, des efforts que fait la bête pour expulser le placenta (délivre). Le renversement étant complet, le cas est grave et difficile pour replacer cette masse charnue dans son état normal (naturel); s'il reste des portions de placenta (délivre) qui tiennent aux cotylédons, on les enlève; si l'utérus est froid, de couleur violette, il faut faire des lotions avec du vin tiède ou une infusion de plantes aromatiques dans du vin ou du cidre. Il est dans ce cas quelquefois utile de faire des scarifications à la membrane muqueuse de l'utérus pour faciliter le dégorgement de cet organe. Si la vessie est trop pleine d'urine, il y a danger; il faut vider la vessie qui s'oppose au replacement de l'utérus; on trouve près des bords de la vulve (naissance), à la face inférieure, le conduit urinaire. On relève la masse charnue; on explore pour trouver l'ouverture du conduit des urines, par lequel on introduit dans la vessie une sonde, ou un morceau de sureau, vidé de sa moëlle, ayant une longueur de douze à quinze centimètres, et du diamètre de deux centimètres; bientôt l'urine s'écoule. On peut après cela replacer l'utérus avec plus de succès. Voici notre manière de procéder pour replacer cet organe dans son état normal : Nous plaçons le derrière de la bête plus élevé que le devant; une personne forte met une main à une corne et l'autre dans les naseaux qu'elle serre fortement pour faire diversion et empêcher que la bête fasse le moins d'efforts possibles; presser sur les reins est aussi très-utile; on fait placer deux hommes au moins, un de chaque côté de la bête, pour l'empêcher de tomber; on passe une serviette sous la matrice (portoire); on fait soutenir cette serviette par deux hommes placés un de chaque côté; ils soulèvent la matrice avec la serviette. On nettoie bien toutes les parties avant d'opérer, soit avec du vin tiède ou de l'eau tiède; si l'accident est arrivé depuis peu, l'eau tiède suffit. Nous ne faisons pas comme le recommandent des vétérinaires, pourtant très-célèbres : nous ne mettons pas la main fermée à la corne qui contenait le fœtus, pour retourner la matrice comme on retournerait un bas qui serait à l'envers; en employant ce moyen, on rencontre une résistance presque toujours invincible; il est très-rare que l'on parvienne à replacer la matrice sans la déchirer (cet accident est mortel). Voici notre manière de procéder à la réduction de cet organe : Tout étant disposé comme nous l'avons mentionné ci-dessus, nous nous servons de nos deux mains, et quelquefois nous nous faisons aider; nous commençons à presser sur l'organe (matrice) par chaque côté et auprès des lèvres de la vulve (naissance), puis tout autour, et nous continuons à manœuvrer ainsi; on voit la masse charnue disparaître graduellement; bientôt la corne qui contenait le fœtus et qui était descendue près des jarrets se trouve rapprochée près de la vulve; puis nous manœuvrons encore; au moment où tout va disparaître, nous mettons notre main fermée à cette corne, et alors nous replaçons facilement l'utérus dans son état normal.

Des professeurs recommandent de mettre un pessaire dans la matrice; ce moyen ne vaut rien : il excite des tranchées continuelles, par la raison que l'animal ne peut souffrir aucun corps étranger dans cet organe. Après avoir remis le vagin ou la matrice dans leur position normale, il faut mettre un bandage confectionné comme nous l'indiquons à la fin de cet ouvrage.

Renversement du Rectum.

116. — Engorgement de la membrane interne du fondement. L'intestin se montre à l'ouverture de l'anus, sortant quelquefois d'une longueur de dix à quinze centimètres; cela tient à une irritation de la membrane muqueuse de l'intestin rectum, qui forme une tumeur énorme œdematiée, rouge, jaune, brune, d'un aspect glaireux. Il faut lotionner le rectum avec du vin tiède; puis avec la main on le repousse dans sa position normale; mais le renversement peut se reproduire si l'engorgement est considérable; il faut en ce cas faire des scarifications sur la

membrane muqueuse. Il ne faut pas aller jusqu'à la membrane charnue du boyau. On lotionne avec de l'eau tiède. Le sang et la sérosité écoulés, l'engorgement diminue assez pour qu'il soit possible d'opérer la réduction ; alors on fait des injections de vin tiède ou d'infusion de plantes aromatiques.

Causes occasionnelles. — Accumulation de crotin desséché, une nourriture trop échauffante, un exercice trop violent ; mais le plus souvent les renversements du rectum, du vagin, de la matrice, tiennent à un état maladif, à une cause qui circule avec le sang et vient se poser sur ces parties (organes), produit inflammation ou relâchement. Pour l'une comme pour l'autre de ces affections, nous conseillons un régime : eau blanche, nourriture saine, pas trop abondante, mais presque toujours. Il est utile d'administrer de trois à cinq breuvages de notre toni-dépuratif, qui aura un résultat satisfaisant, étant administré à propos et convenablement.

Rhumatisme.

117. — Douleur sans chaleur ni gonflement, souvent chronique, dont il est difficile de reconnaître le point où est fixée la douleur. Dans le rhumatisme goutteux, il y a inflammation d'une ou de plusieurs articulations produisant des douleurs très-sensibles, qui n'ont pas pour cause des contusions ni des efforts. Ces douleurs peuvent changer de place et se porter sur un organe essentiel à la vie et causer la mort très-promptement. Nous ne voyons pas la possibilité de distinguer chez les animaux le rhumatisme goutteux du rhumatisme aigu.

Beaucoup de vétérinaires praticiens ont écrit sur les douleurs rhumatismales ; personne n'est d'accord sur ce point, chacun traite à sa manière les animaux qu'il rencontre dans sa pratique et qu'il croit atteints de rhumatismes ; mais très-communément on emploie la saignée, les frictions, les bains, les cataplasmes ; ce traitement n'est jamais suivi de bons résultats ; les animaux restent boiteux, ou, si la boiterie disparaît, c'est pour reparaître plus tard ou se porter sur un autre point et souvent au cœur ou aux poumons. En étudiant des ouvrages de médecine humaine, nous avons vu que beaucoup de médecins ont acquis de la célébrité, bien méritée par les cures étonnantes qu'ils ont obtenues et qu'ils obtiennent journellement en suivant un traitement purgatif.

En médecine vétérinaire, on rencontre rarement des praticiens qui soient d'accord sur la cause qui produit ces sortes de douleurs et sur le traitement à faire. A quoi cela tient-il ? A ce que l'art vétérinaire restera dans un état presque stationnaire tant qu'il suivra la méthode de Broussais, qui ne voit que des inflammations partout! Mais ces inflammations ont une cause primitive, et c'est cette cause qu'il faut détruire ou atténuer.

Nous avons rencontré dans notre pratique beaucoup de chevaux boiteux, des vaches et des bœufs, mais beaucoup plus de chevaux que de vaches et de bœufs ; beaucoup boitaient très-bas sans cause apparente.

Nous en avons rencontré ayant inflammation des tendons des quatre extrémités, la pointe des épaules très-saillante, le devant de la poitrine rentré, ne pouvant se tenir en place, piétinant continuellement pour qu'un membre vienne sans cesse au secours de l'autre; rentré à l'écurie, se couchant au lieu de manger. Quelques-uns ayant inflammation d'une ou de plusieurs articulations étaient très-sensibles au toucher, et bientôt ces boiteries se sont passées et n'ont pas reparu ; à quelques chevaux nous avons fait des frictions d'eau ignée; mais à tous nous leur avons fait un traitement interne, et notre traitement nous a constamment procuré la guérison radicale; beaucoup ont guéri sans avoir rien fait à l'extérieur.

Nous avons eu cependant quelques insuccès; nous avons pu constater par des inspections cadavériques que ces quelques boiteries où nous avons eu insuccès provenaient de déchirures des muscles ou des veines, ou des artères rompues.

Rupture.

118. — Les ruptures étant profondes et non apparentes à l'extérieur, le diagnostic en est très-souvent obscur et le traitement incertain. En général, elles sont fort graves et le plus souvent entraînent la mort à l'instant que l'accident a lieu, et les accidents qui ne causent pas la mort à l'instant même sont le plus souvent au-dessus des ressources de l'art.

Les principales déchirures que l'on rencontre chez les animaux sont : les ruptures du diaphragme, du péricarde (enveloppe du cœur), de l'estomac, des intestins, de l'épiploon, du foie, de la vessie, de la matrice. Nous avons plusieurs fois rencontré des vaches ayant renversement de l'utérus (matrice), que des praticiens avait replacé dans son état normal, la main fermée, placée à la corne qui contenait le fœtus. Nous avons blâmé ce moyen à l'article *Renversement de l'Utérus*. Il peut aussi y avoir rupture de cette organe en opérant le vêlage, quand c'est le derrière du veau qui se présente au passage, le veau acculé sur son derrière, les membres portés en avant jusque sous la poitrine. Il faut, pour éviter de déchirer la matrice, opérer l'extraction du veau comme nous l'avons indiqué à l'article *Parturition*.

En 1854, une jument attelée à un tilbury, lancée au grand trot, et un cheval attelé à une cariole, lancé de même, en sens contraire; la jument reçoit un coup de limon sur le côté droit de l'encolure à la base de l'épaule. Il y eut rupture des tissus et de la peau ; l'hémorragie était abondante; nous fîmes verser constamment de l'eau froide pendant dix-huit heures sur la plaie, que nous avions tamponnée avec de la filasse; malgré cela, trente heures après l'accident, il y avait une inflammation considérable du genre œdémateux plutôt que phlegmoneux; nous fîmes l'application de huit pointes de feu d'une profondeur de deux à quatre centimètres; puis la plaie, résultant de l'accident, a rendu une matière louable, ainsi que les parties cautérisées, et la résolution de cet énorme engorgement eut lieu dans une dizaine de jours; mais il restait à la blessure une petite plaie à y passer le petit doigt, qui paraissait profonde. Le troisième jour après l'accident, cette bête a vomi cinq fois dans l'espace de vingt minutes; la matière rendue par les vomissements ressemblait à un dépôt mélangé de quelques parcelles d'aliments. Pour que le vomissement s'effectue, la bête faisait de grands efforts; elle s'encapuchonnait la tête; la poitrine et l'abdomen étaient violemment soulevés; elle rendit de la matière à deux fois différentes par les naseaux en vomissant; le quatrième jour elle eut encore des envies de vomir. En douze jours, je lui ai administré quatre portions de toni-dépuratif; cette jument paraissait, après les effets de ces quatre breuvages, avoir une bonne santé, bon appétit, gaîté, marche facile; mais, vingt-cinq jours après l'accident, la bête meurt par épuisement; il s'était déclaré hémorragie par la petite plaie où elle avait reçu le coup de limon. Nous avons fait l'autopsie.

Le diaphragme était déchiré ; la déchirure avait douze centimètres environ sur le côté gauche qui était le côté où la jument avait reçu le coup, et l'artère brachiale de ce même côté était déchirée dans sa partie correspondante de la poitrine au bras; c'était cette déchirure de l'artère qui avait produit l'hémorragie et causé la mort. Il y avait environ deux litres de liquide épanché dans l'abdomen; ce liquide avait une couleur très-foncée, d'un brun semblable aux urines qu'elle avait rendues les premiers jours de l'accident; la vessie était entièrement vide; l'estomac était déchiré, il avait un trou de quatre centimètres de diamètre; le péritoine était aussi déchiré dans une longueur de vingt-cinq centimètres.

Il est surprenant que cette jument ait pu vivre vingt-cinq jours après l'accident; ce qui est plus surprenant, c'est que toutes les fonctions paraissaient en harmonie avec une parfaite santé; je ne puis donc attribuer cette apparence de santé qu'à mon mode de traitement; et sans l'hémorragie cette jument aurait encore vécu! Il s'était probablement formé un caillot qui avait bouché l'orifice de la déchirure de l'artère, et, le caillot déplacé, l'hémorragie s'est manifestée. A mon arrivée, la bête était étendue sur le côté gauche et expirante.

Nous avons fait beaucoup de fois l'autopsie de chevaux morts de tranchées; cinq fois différentes, nous avons trouvé l'estomac déchiré, et une portion de matière que l'estomac avait contenu était repandue dans le bas-ventre. Tous ces chevaux avaient été tranchés trois, quatre et cinq fois; nous avons rencontré un cheval ayant été tranché à six différentes fois, et la dernière fois la tranchée avait duré six jours consécutifs; tous nos soins furent infructueux : l'animal est mort dans la nuit du sixième au septième jour. Nous avons fait l'autopsie et nous avons trouvé le boyau appelé cœcum déchiré dans une longueur de quinze centimètres, et beaucoup de matières qu'avaient contenues les intestins étaient répandues dans l'abdomen (bas-ventre). Comment ces déchirures ont-elles eu lieu?

Tous les vétérinaires croient que les ruptures internes ont lieu par de violents efforts que font les animaux pris de tranchées. Nous avons vu un grand nombre de fois des chevaux arrivant de l'ouvrage se rouler rapidement et à plusieurs reprises, deux fois par jour, pendant bien des années, et nous n'avons jamais vu de rupture d'estomac dans ces cas-là. Qui est-ce qui produit toute espèce de douleur, de tranchée, de crampe même? Pour nous, la cause c'est de la sérosité ayant un principe mordicant, corrosif même, que le sang dépose sur les intestins; il faut donc que cette sérosité ait beaucoup de malignité pour produire des douleurs si violentes; eh bien! pour nous, c'est cette sérosité qui crispe la membrane de l'estomac, lui fait perdre sa souplesse, et alors elle déchire; les mouvements violents ne sont que secondaires dans ce cas-là.

S

Sarcocèle.

119. — C'est ainsi que l'on appelle une tumeur formée par le gonflement squirreux ou cancéreux du testicule. Cette lésion, toujours grave et quelquefois mortelle, est le résultat de blessures graves, de violents efforts ou d'une cause interne; quelquefois ce sont les signes avant-coureurs de la morve ou du farcin.

Traitement interne. — Quand l'engorgement est à l'état aigu phlegmoneux et récent, on emploie des émollients, eau de mauve ou de guimauve, ou de graine de lin; quand la tumeur a moins de chaleur, on fait des lotions un peu résolutives d'eau de fleur de sureau, puis de plantes aromatiques ou d'alcool camphré. S'il devient nécessaire de faire la castration, il faut opérer avant que l'inflammation n'ait gagné le cordon testiculaire.

On fait la castration à testicule couvert; il faut, pour la réussite de l'opération, pouvoir placer les casseaux au-dessus de l'engorgement du cordon. Nous conseillons de ne jamais opérer la castration avant de s'être assuré que l'animal est en bonne santé. Nous faisons toujours un traitement interne avant l'opération, quatre à six breuvages de notre toni-dépuratif, quelquefois huit à dix, suivant l'ancienneté et la gravité de la maladie. Nous avons toujours eu du succès dans les faits de ce genre que nous avons rencontrés dans notre pratique, et le plus souvent, s'il n'y avait pas dépôt dans le corps du testicule ou cancer, l'état squirreux disparaissait radicalement par notre traitement dépuratif sans être obligé de faire la castration.

Sarco-Hydrocèle.

120. — L'hydropisie du scrotum peut exister en même temps que le sarcocèle ; par notre traitement cette hydropisie disparaît très-promptement. Pour nous, cette hydropisie n'est que symptomatique ; la membrane séreuse devient malade par accident; plus souvent cette hydropisie est produite par une cause interne.

Seime.

121. — Ce sont des fissures (fentes) qui surviennent à la muraille du sabot des chevaux. Elles naissent toujours à la partie supérieure du sabot, en pince ou en quartier. Elles sont occasionnées quelquefois par la mauvaise habitude de râper la muraille après le ferrage, ou par des coups sur le sabot sans cause connue. Nous pensons que la seime peut quelquefois provenir d'une cause interne. Le principe nourricier que le sang apporte sur le pied peut être altéré au point de ne pouvoir plus fournir à la corne ce liant qui doit entretenir la corne dans un état de souplesse nécessaire à sa conservation. Quand la seime n'intéresse pas toute l'épaisseur de la muraille; qu'elle ne va pas jusqu'au tissu feuilleté; il suffit de graisser le sabot avec de l'onguent de pied, et de mettre une bande de plusieurs tours autour du sabot pour faire disparaître avec le temps cette fissure, sans avoir la peine d'opérer; mais, si la seime est complète, on prépare le pied comme pour faire l'opération du javart cartilagineux, par des bains et cataplasmes émollients. On pare la sole jusqu'à la rosée; on met le cheval par terre pour opérer; ensuite on fait, à deux centimètres et demi ou trois de chaque côté de la seime, une rainure en ligne droite, à partir de la couronne au bas de la muraille. On fait l'opération comme au javart cartilagineux. On enlève le tissu feuilleté que la seime a pu gâter et, s'il y a carrie de l'os du pied, on enlève la portion gâtée avec la feuille de sauge (bistouri courbé sur son plat); cela est assez facile, l'os du pied est tendre et spongieux. Le pansement se fait avec des étoupes fines imbibées de teinture d'aloès affaiblie d'eau; une compression suffisante et modérée faite aussi sur la peau du bourrelet qui est le point essentiel; c'est surtout au bord de la partie de corne enlevée que la compression doit être faite avec attention. L'appareil maintenu par plusieurs tours de bande.

On doit préparer un fer à l'avance, ayant une échancrure en pince, si la seime est en pince ou en quartier; si la seime est en quartier, avec deux pinçons pour appuyer sur les côtés de la muraille et près de la rive opérée. Le fer débordera en pince, si la seime est en quartier, ou débordera en quartier, si la seime est en pince. Pour servir de point d'appui au bandage, il faut aussi que les branches de ce fer soient plus longues pour empêcher le bandage de glisser en talon. Nous conseillons de faire le pansement avec un mélange de poix de bourgogne, de résine et de térébenthine, comme nous le prescrivons pour le crapaud, la compression étant égale partout sur la partie opérée. L'opération terminée, le cheval relevé, nous conseillons de verser de l'eau froide un peu salée sur le pied, pendant trente heures au moins sans interruption. On lève l'appareil au bout de cinq à six jours, et même plus si c'est en hiver. On enlève les plumasseaux de dessus; on laisse ceux de dessous quand ils tiennent; on doit attendre qu'ils tombent d'eux-mêmes, à moins que l'état de la plaie n'oblige d'y regarder. On fait le pansement tous les quatre ou cinq jours. Si le cheval n'est pas en parfaite santé, on fera bien de lui administrer plusieurs breuvages de notre toni-dépuratif; la guérison sera plus certaine et plus prompte. Quand la seime est près du talon, il n'y a qu'une rainure à faire.

Sel.

122. — Le sel marin excite l'appétit, favorise et facilite l'engraissement des bestiaux; on en asperge leurs fourrages; on en met dans leur boisson.

On peut en donner au bœuf à la dose de	60	grammes.
Au bœuf ou à la vache à l'engrais	80 à 130	—
A la vache laitière	60	—
Au veau	10 à 15	—
Au cheval et au mulet	30	—
Au mouton	5	—
Au porc d'engrais	30 à 50	—

Séton.

123. — *Séton à mèche.* — On prend une bande de toile ou

un ruban de fil écru de trois à quatre centimètres de largeur et d'un mètre vingt centimètres de longueur; on enduit cette mèche d'onguent vésicatoire, ou on met de la racine d'ellébore ou de l'essence de térébenthine ou du basilicum. Aux chevaux, aux vaches et aux bœufs, on leur met les sétons à la poitrine, à l'encolure, sur les côtés de la poitrine, aux cuisses; au chien, sur la tête, sur les côtés de l'encolure.

Pour passer des sétons à la poitrine, il faut que l'aiguille soit tournée, la partie concave en dedans, du côté des chairs; quand on met les sétons au côté de la poitrine, à l'encolure, aux cuisses, il faut que l'aiguille soit placée différemment : la partie convexe du côté des chairs. Il faut faire glisser l'aiguille sous la peau et autant que possible ne pas prendre de tissu (chair). Pour la commodité, l'aiguille à séton doit être divisée dans son milieu. On trouve tous les instruments de chirurgie chez les couteliers dont la spécialité est de fabriquer ces instruments. Fabrication, boulevard Saint-Martin, à Paris.

Séton à rouelle. — On prend un morceau de cuir doux, flexible, rond ou ovale, de six à sept centimètres de largeur, ayant un trou au milieu pour servir à l'écoulement de la matière. Ce séton forme anneau; on entoure cet anneau de filasse et on l'enduit d'onguent vésicatoire ou d'onguent basilicum. Pour placer le séton, on fait une fente à la peau, puis on décolle la peau avec ses doigts ou une spatule, ou l'extrémité de l'aiguille à séton qui est tranchante; puis on ploie la rouelle en deux pour l'introduire sous la peau; la rouelle introduite sous la peau, on la déploie pour qu'elle soit placée à plat.

Ortie. — On fait un trou en coupant la peau et un centimètres d'épaisseur de tissu; puis on introduit de la racine d'ellébore noir que l'on a fait infuser dans du vinaigre ou du sublimé corrosif ou de l'orpiment (arsénic).

Les sétons à mèches ou à rouelles ou l'ortie ne doivent être pansés que quand la suppuration est bien établie. Le pansement se fait tous les un ou deux jours, suivant l'abondance de la suppuration; on nettoie avec de l'eau tiède; puis on enduit la mèche ou les parties du séton à rouelle avec de l'onguent basilicum.

Quand l'animal est très-faible, il ne faut pas de séton, car il peut survenir hémorragie ou gangrène. Un ou deux breuvages de notre toni-dépuratif feront plus d'effet, en deux ou quatre jours, qu'un séton en quinze.

Nous conseillons de ne mettre de l'ellébore qu'aux sétons des vaches ou des bœufs; deux ou trois petites racines d'ellébore attachées sur le ruban, et ne les laisser que trente à quarante heures; on tourne la mèche (ruban) pour ôter l'ellébore, afin d'éviter qu'il ne vienne une inflammation trop considérable qui puisse réagir à l'intérieur, amener la gangrène.

Sinapismes.

124. — Médicament topique ou cataplasme irritant, préparé à froid, composé de substances âcres, dont la poudre de moutarde noire, le sel marin, le vinaigre ou mieux encore l'eau ordinaire forment ordinairement la base; c'est un dérivatif très-employé qui, appliqué sur la peau après avoir rasé le poil, produit une excitation générale sur la partie, de la chaleur, de la douleur, de la rubéfaction et une révulsion salutaire. (Voyez aux recettes *Cataplasmes*).

Soies piquées.

125. — Maladie particulière au cochon qui affecte un ou les deux côtés du cou. Les poils sont réunis en touffe, traversent la peau, s'enfoncent dans les tissus, arrivent jusqu'au larynx. Le cochon tousse, râle, a de la peine à respirer; la maladie étant arrivée à un certain degré, l'animal ne peut plus rien prendre; il a la constipation ou le dévoiement; puis il meurt.

Traitement. — Il faut abattre le cochon, passer à l'aide d'une aiguille courbe (carrelet) une ficelle dans la peau où est la touffe de soie; on attache les deux bouts ensemble et on la tient tendue d'une main, et de l'autre on coupe la peau et les tissus tout autour de la touffe de soie, assez profondément pour aller au-delà de l'enfoncement des soies. On retourne le cochon de l'autre côté, s'il est affecté, pour opérer de même. On panse les plaies avec du beurre frais ou du saindoux mélangé de sel broyé fin.

Quand la maladie a fait des progrès, il est utile de faire vomir le cochon, puis de le purger avec du sulfate de soude. Une cuillerée de vomi-purgatif Leroy plus ou moins forte, mélangée dans deux cuillerées de thé. Le lendemain, donner cent grammes de sulfate de soude que l'on aura préalablement fait dissoudre dans une bonne verrée d'eau émolliente, preparée avant d'y avoir ajouté le sulfate de soude. Répéter les jours suivants, si on le trouve convenable. On donne les doses suivant la taille du cochon.

Nous donnons la composition du vomitif Leroy à la fin du volume.

Sole (MALADIE DE LA).

126*. — Située entre la fourchette et le bord inférieur de la paroi ou muraille.

Les maladies de la sole sont : la sole bombée, brûlée ou chauffée, comprimée, coupée, desséchée, foulée, piquée, etc. Le traitement de toutes ces affections de la sole se compose généralement de cataplasmes émollients, du repos ; il est quelquefois nécessaire d'enlever des portions de sole décollée, pour donner écoulement à la matière que contient cette partie décollée. S'il y a des bourgeons de chair, on peut les cautériser légèrement ; mais le plus souvent ces bourgeons disparaissent avec la cause qui les a produits. Il faut panser les plaies avec de la teinture d'aloès ou de l'onguent égyptiac ; puis une ferrure légère et entôlée est ce qui convient en général.

Splénite.

127. — *Inflammation de la rate.* — C'est pendant les chaleurs, plus rarement dans d'autres temps, que cette affection se manifeste ; elle est ordinairement épizootique.

Le cheval qui en est atteint devient lourd, paresseux, très-indifférent, lent au travail et nonchalant ; la marche est incertaine, la tête est penchée, les oreilles sont pendantes ; les yeux étincelants, enflammés, larmoyants ; la pituitaire (membrane muqueuse tapissant les narines) est sèche et pâle ; l'air expiré est froid ; la bouche est aussi froide et sèche ; la langue est chargée, elle est décolorée ainsi que les gencives et le palais. La respiration est tantôt accélérée et tantôt lente ; rarement il y a toux, elle est sèche et faible ; le pouls précipité, gêné, inégal ; le ventre est affaissé, tendu et dur ; les excréments sont secs, noirs, ou mous et mal digérés ; les poils sont piqués et rudes ; les yeux quelquefois à demi fermés ; l'appétit presque nul ; il y a des alternatives de froid et de chaud. On voit des bubons ou des enflures ordinairement molles et froides; elles acquièrent quelquefois, et dans quelques heures, une grosseur extraordinaire; elles contiennent une sérosité âcre, jaune, mêlée de sang noir; quelquefois elles disparaissent et l'animal est en danger. Ces tumeurs ne suppurent pas, mais toujours la gangrène s'en empare; elles surviennent par tout le corps dans un ou plusieurs endroits et aussi à l'intérieur. Le cheval meurt tranquillement, quelquefois en se débattant.

Les bêtes à cornes tombent d'abord dans une grande faiblesse; les yeux sont fixes, troubles, larmoyants, à demi fermés, jaunes ou rouges, gonflés; le nez est très-sec, quelquefois humide; peu ou trop d'appétit; la rumination est faible ou supprimée; le lait est aqueux, quelquefois il est supprimé ou la bête en donne beaucoup moins qu'à l'ordinaire; les excréments sont noirs, durs et en petite quantité. La maladie vient quelquefois avec tant de violence que l'animal se trouve surpris par la difficulté de respirer et de toutes les fonctions, écume à la bouche, convulsions, hémorragie par la bouche, par les naseaux, par l'anus. Alors il ne se forme pas de bubons ou enflures, et la bête tombe morte en quelques heures, ayant des convulsions; mais, si l'affection vient lentement, on voit alors les mêmes symptômes que dans les chevaux.

Les bêtes à laine périssent subitement, sans aucun indice de maladie; ou, si le mal s'annonce par quelques symptômes, ils sont les mêmes que dans les chevaux et les bêtes bovines; les bêtes à laine malades deviennent maigres et ne peuvent plus se soutenir; elles tombent à genoux, appuient le nez contre terre, et meurent de fortes convulsions. On prend souvent cette maladie pour le sang de rate; il n'est certes pas toujours possible d'empêcher la maladie de parcourir ses périodes, et souvent elle se manifeste si promptement, que tout secours est impossible; mais, si elle ne s'annonce pas avec un caractère trop grave et que l'on administre promptement à l'animal qui est atteint de cette terrible maladie des secours en rapport avec les besoins de la nature, on peut en triompher. Nous l'avons combattue dans un grand nombre de cas avec succès en administrant notre toni-dépuratif.

Squirrhe.

128. — Tumeur accidentelle qu'on rencontre chez tous les

animaux. La matière morbifique que produit ces sortes de tumeurs est toujours grisâtre, sale, saignante; le squirrhe a du rapport avec les tumeurs cancéreuses, et même avec les tuberculeuses et les mélanoses; elles sont dures, mobiles, circonscrites, peu ou point douloureuses au toucher. Ces caractères ne sont bien connus qu'à l'aide de la dissection après la mort ou après l'extirpation. Le cordon testiculaire peut devenir squirreux après la castration; les testicules, les mamelles, sont les parties le plus souvent affectées; on le voit quelquefois à la joue dans les bêtes bovines; il est quelquefois petit, d'autrefois il devient très-volumineux; beaucoup d'animaux, les chevaux surtout, ont de ces tumeurs paraissant à l'extérieur et à l'intérieur qui sont dégénérées en cancer, qui cause l'amaigrissement et quelquefois la mort subite. On emploie des résolutifs pour faire fondre la tumeur; mais, si le squirrhe est ancien, il faut voir si on peut l'enlever, s'il est situé sur un point où il soit possible d'opérer sans danger pour l'animal; autrement, il vaut mieux abandonner l'animal aux ressources de la nature; car il peut encore rendre des services en portant ces sortes de tumeurs. Mais, si on venait à opérer, nous conseillons avant que d'en venir à l'opération de soumettre l'animal à notre traitement toni-dépuratif.

Stercorales (PELOTES).

129. — Matières formées des débris d'aliments s'arrêtant dans les courbures des intestins et qui s'y dessèchent. Les symptômes sont des coliques qui ne paraissent pas trop violentes; l'animal ne mange pas comme à l'ordinaire, mange peu, paraît niais, se couche sans se débattre, reste quelque temps couché et paraît tranquille, puis se roule un peu, se relève, se met à manger un peu, puis se couche de nouveau, reste encore un peu tranquille, puis se roule encore; enfin, sa position devient inquiétante; il se tourmente de plus en plus, urine un peu. mais ne rend aucune matière fécale; si la pelotte ne se déplace pas de la position où elle s'est arrêtée dans les intestins, cela cause la mort après deux, quatre et cinq à six jours de souffrances.

Traitement. — Administrer des breuvages calmants d'eau de graine de lin, trois quarts de litre; après l'avoir retirée du feu, on y ajoute 150 grammes de sulfate de soude et deux cuillerées d'éther sulfurique. On répète un pareil breuvage cinq à huit heures après le premier. Si le cheval n'a pas rendu la pelote stercorale, il faut administrer des lavements d'eau de mauve ou mercuriale (foirotte) toutes les deux ou trois heures, ajouter à chaque lavement de 60 à 80 grammes de sulfate de soude.

Cette maladie se manifeste plus particulièrement sur les vieux chevaux, et en hiver le manque d'exercice y contribue.

Nous avons, en 1841, donné des soins à un cheval atteint de tranchées. Nous étions convaincu que cet animal était atteint de pelotes stercorales; un vétérinaire fut appelé en second; il prétendait que les coliques avaient leur siége dans l'estomac. Ce cheval meurt après quatre jours de souffrance. Nous fîmes l'inspection anatomique; ce cheval avait à une longueur de un mètre cinquante centimètres du rectum de la fiente desséchée dans une longueur de un mètre vingt-cinq centimètres et tellement tassée que l'intestin s'était reployé sur lui-même; il était perforé et gangrené dans cette partie.

Chez le chien, il y a perte d'appétit, la marche est nonchalante, l'animal se couche, puis se relève pour se coucher de nouveau à une autre place. Les vieux chiens sont plus sujets à cette maladie que les jeunes; manger des os contribue à produire la constipation, par la raison qu'ils ont une propriété très-astringente. Presque toujours incurable.

Sur-Os.

130. — Voyez *Exostose*.

Suture.

131. — Opération qui a pour but de rapprocher, de réunir et de maintenir en contact, à l'aide de couture, les bords saignants de solutions de continuité; séparation des parties récemment faites à la peau, à la chair ou aux intestins mêmes; pour fermer ces ouvertures accidentelles, on se sert d'aiguilles courbes dont les selliers se servent; on fait la suture (couture) à surjet, ou à point faufilé, ou à point séparé, ou à anse, ou à bourdonnet (petit rouleau d'étoupe), quand il s'agit de maintenir au moyen d'étoupades.

Nous n'entrerons pas dans de plus longs détails sur les moyens à employer pour fermer ces différentes plaies accidentelles, par la raison que, dans ces sortes d'accidents, on est dans la majorité des cas obligé d'avoir recours à un habile praticien vétérinaire.

T

Tendons (MALADIE DES).

132.— Les tendons sont des parties par lesquelles la plupart des muscles se terminent et s'attachent aux os que ces organes sont destinés à mouvoir. Les tendons (appelés vulgairement nerfs) des membres antérieurs et postérieurs sont plus exposés aux blessures, par la raison qu'ils sont plus superficiels ; il s'y établit des javarts tendineux, des inflammations, des engorgements et souvent sans cause connue.

Traitement extérieur. — Le repos, des cataplasmes émollients, puis résolutifs, des frictions d'alcool camphré, d'eau ignée, le feu en raie. Nous avons rencontré, dans notre pratique de trente-cinq années, un grand nombre de chevaux ayant des inflammations considérables des tendons, surtout des membres antérieurs, passés à l'état chronique (ancien). Les chevaux ne peuvent plus travailler. Eh bien ! avec six à douze doses de notre toni-dépuratif, suivant l'ancienneté, nous sommes parvenus dans la majorité des cas à la guérison radicale, et ceux qui n'ont pas été radicalement guéris ont pu rendre un très-long et bon service au labour.

Testicules (MALADIES DES).

133. — Les maladies des testicules ne sont pas très-communes chez les animaux. Ce sont : l'inflammation et l'engorgement, la suppuration, la gangrène, l'induration et l'atrophie (amaigrissement excessif). Nous renvoyons à l'article *Sarcocèle*. Le traitement est le même.

Tétanos (MAL DE CERF).

134. — Cette maladie s'annonce par la contraction (raccourcissement des muscles et des nerfs qui se retirent, se raccourcissent; rien ne saurait vaincre cette contraction. La maladie commence souvent par la tête, l'encolure et le tronc (corps); quelquefois il n'y a qu'un côté du corps d'affecté; la maladie empêche l'écartement des mâchoires; l'animal ne peut prendre les aliments ou, s'il en prend un peu, il ne peut les broyer; enfin le corps devient inflexible en tous les sens; le cheval tient la tête étendue sur l'encolure, les oreilles droites, la queue relevée en trompe; tous les muscles sont tendus, durs, inflexibles; on ne peut les faire ployer sous la pression des doigts; la salive coule de la bouche; la membrane clignotante des yeux recouvre la cornée; le pouls est petit, lent; l'animal ne peut se coucher; il tombe et meurt. Ce pronostic est généralement fâcheux et cause presque toujours la mort. A l'autopsie des cadavres on trouve souvent un ramollissement de la moëlle épinière.

Tous les auteurs vétérinaires ne sont point d'accord sur la cause qui produit cette terrible maladie, ni sur les moyens à employer pour la détruire.

Pour nous, cette maladie est produite par des humeurs viciées qui sont dans la circulation du sang, qui affectent le canal rachidien et les nerfs. Nous employons pour l'intérieur trente grammes d'aloès sucotrin, que nous faisons dissoudre dans un demi-litre d'eau de lin, préalablement préparée et passée pour enlever la graine; cette préparation étant légèrement tiède, nous l'administrons par les naseaux, si nous ne pouvons pas l'administrer par la bouche; nous répétons de même vingt-quatre à trente heures après; si les évacuations de matière fécale ne paraissent pas, nous continuons de même, en mettant deux jours d'intervalle d'une portion à l'autre; puis nous donnons, dans les premiers jours de la maladie, des lavements purgatifs avec du sulfate de soude, à la dose de quatre-vingts à cent grammes par chaque lavement; nous donnons un ou deux lavements par jour les premiers jours de la maladie. Pour l'extérieur, nous faisons à la tête et sur le corps (l'épine dorsale) des frictions d'huile camphrée; puis nous mettons le cheval dans un bâtiment où la température puisse être élevée à vingt-cinq degrés au moins; étant couvert de couvertures de laines, la transpiration s'établit; puis on le frictionne bien pour sécher la peau et on le recouvre pour le tenir toujours chaudement. Nous faisons deux frictions d'huile camphrée par jour. On peut suppléer à un appartement qu'il serait difficile de chauffer à une température de vingt-cinq degrés en faisant chauffer de la balle d'avoine dans une chaudière; on arrose la balle avec un peu d'eau pour qu'il s'en dégage de la vapeur (il faut toujours remuer la balle pour qu'elle chauffe bien); étant bien chaude, on la met dans un sac; on met le sac sur les lombes (reins) du cheval; ensuite on le couvre bien et que les couvertures descendent très-bas; puis on met de l'eau bouillante dans un seau sous le ventre du cheval; il s'en dégage de la vapeur, et cela peut amener la transpiration. On répète cela pendant plusieurs jours, une à deux fois par jour si c'est possible. Il est compris qu'il faut toujours couvrir le cheval de couvertures de laine.

Prenez un petit bout de bois, après lequel vous attacherez un peu de linge pour servir de tampon; trempez le linge dans de l'éther sulfurique (antispsmodique), pour l'introduire dans les naseaux; l'éther sera absorbé par la respiration. Répéter cela deux ou trois fois par jour.

Thérapeutique.

135. — Je guéris. Partie de la médecine qui s'occupe du traitement des maladies. Elle a pour objet l'étude des agents thérapeutiques fournis par l'hygiène, la chirurgie et la pharmacie, dans leur mode d'action sur l'économie saine ou malade. Son but est d'apprendre à faire un emploi rationnel de ses moyens à la guérison ou à la palliation des maladies. Son importance est très-grande, puisqu'elle met le praticien à même d'appliquer immédiatement ses connaissances au traitement des maladies; elle est donc le complément indispensable ou le couronnement des études médicales. Comme science d'application, la thérapeutique est tributaire de l'hygiène, de la chirurgie, de la matière médicale et de toutes les sciences naturelles qui lui font connaître les agents qu'elle emploie.

Trombus.

136. — Sang caillé, mal de saignée. Il vient quelquefois inflammation à une saignée et que l'on attribue à l'opération mal faite ou la flamme malpropre; cela peut quelquefois arriver; on l'attribue à ce que l'animal s'est frotté; mais le plus souvent il vient des inflammations considérables, sans cause connue.

Nous avons vu un grand nombre de fois, dans notre pratique de plus de trente-cinq années, des inflammations de la jugulaire qui s'étendait depuis la base de l'oreille jusqu'au poitrail ; ces inflammations ne paraissaient le plus souvent que huit et même quinze jours après l'opération de la saignée. Nous avons vu quelquefois la désorganisation de la veine, suppuration abondante, les tissus aussi désorganisés, et la matière être résorbée dans la circulation du sang, produire l'empoisonnement et causer la mort.

On a beaucoup écrit sur le trombus, sur ce qu'il y a à faire pour arriver à la guérison ; nos professeurs vétérinaires célèbres, ne pouvant parvenir à résoudre les inflammations des saignées, ni à tarir les suppurations, conseillent la ligature de la veine. Cette opération est difficile et rarement suivie de succès. Nous conseillons, sitôt après l'opération de la saignée, de bassiner la petite plaie avec de l'eau froide salée. Quand nous avons des inflammations intenses à traiter, nous employons des émollients ; à l'état aigu, à l'état chronique quand il y a induration, nous mettons une légère couche d'onguent vésicatoire, quelquefois des raies de feu. Mais nous faisons toujours un traitement interne ; avec quatre à six portions de notre toni-dépuratif, nous arrivons promptement à une guérison radicale, et le plus souvent sans rien faire à l'extérieur.

Tic.

137. — *Chevaux tiqueurs.* — La manière la plus commune des chevaux pour tiquer consiste à se contourner l'encolure en arc, à s'encapuchonner en rapprochant le menton du poitrail et à faire entendre au fond du pharynx un bruit particulier pendant l'action de manger, une espèce de rôt en appuyant fortement les dents incisives supérieures sur les corps solides que l'animal trouve à sa portée, appuyant ou serrant sur le fond ou sur les bords de la mangeoire ou râtelier, ou sur le limon de la voiture. Il y a quelques chevaux qui tiquent par imitation ; mais presque tous les chevaux tiqueurs tiquent par la raison qu'ils sont atteints de gastrite chronique ; ils ont des humeurs acides dans l'estomac. Incurable.

Chez l'espèce bovine, il est un défaut très-analogue au tic du cheval. Il y a des vaches qui appuient le nez sur la mangeoire, font entendre un sifflement ; les flancs sont agités ; il y en a que l'on appelle rongeantes. Pour nous, cela n'est pas le tic; il serait mieux d'appeler cela goût dépravé, puisqu'elles mangent du linge, du bois, du plâtre, du cuir, tout ce qui a un goût salé. Les vaches maigrissent, quoique mangeant bien et étant bien nourries. Pour nous, la cause est dans les fluides gâtés qui agissent sur les estomacs de ces ruminants, comme dans l'estomac du cheval. Pour rétablir les fonctions digestives, il faut employer la purgation et des toniques; pour le traitement d'une vache, trois à cinq breuvages, de chacun cinq à six cents grammes de sulfate de soude dans un litre d'eau de graine de lin, bouillie et retirée du feu avant d'y ajouter le sulfate de soude; mettre un jour d'intervalle ou deux entre chaque breuvage, et les jours où l'on ne donne pas de portion purgative, on administre des toniques, poudre de gentiane à la dose de soixante grammes pour chaque litre de vin ou de cidre et par jour. On aura un succès plus certain, plus durable, en employant notre toni-dépuratif.

Quelques-uns de nos lecteurs diront que nous conseillons toujours le même moyen. Nous leur dirons que toutes les maladies proviennent de la dépravation des fluides, et il n'est pas impossible de trouver un remède qui ait la propriété de guérir ou d'améliorer cette cause malfaisante, qui produit toute espèce de désordre fonctionnel, qui use ou brise les ressorts de la vie.

Nous avons eu à notre service une jument de race anglaise tiqueuse, qui fut atteinte de paralysie et de fièvre cérébrale à l'âge de seize ans; nous l'avons guérie; seulement elle portait la tête un peu de côté, par la raison que la paralysie avait produit un épanchement sur le cerveau; mais elle n'a plus tiqué, et nous nous en sommes encore servi très-longtemps. Nous avons employé notre toni-dépuratif pour opérer cette guérison.

Tirer du Nerf.

138. — Espèce de boiterie qui est particulière aux bêtes bovines; c'est une ou les deux articulations coxo-fémorales, près des hanches, qui sont amaigries, quelquefois, mais plus rarement, enflées; ces boiteries proviennent quelquefois d'efforts ou de blessures; mais ce genre de boiterie paraît le plus souvent sans cause connue. Nous en avons souvent rencontré dans notre pratique, et nous n'avons pas toujours eu du succès; en général,

quand la maladie était ancienne et les bêtes amaigries, nous n'avions pas de succès. Quand il y avait inflammation, nous parvenions assez facilement à la guérison. Nous en avons rencontré quelques-unes à qui il venait des dépôts (abcès) directement sur les articulations coxo-fémorales ; la guérison avait toujours lieu.

Traitement extérieur. — Quand il y a dépôt (abcès), on en fait l'ouverture quand on juge que la matière est élaborée, et on fait le pansement tout simplement avec des mèches de filasse; puis on bassine avec une infusion de plantes aromatiques dans du vin; pour les inflammations qui n'ont pas de disposition à venir à dépôt ou quand les parties malades sont amaigries, nous employons des frictions d'eau ignée pour produire une suppuration à travers les pores de la peau ; par ce moyen on parvient à résoudre l'engorgement; s'il y a amaigrissement, les frictions sont un puissant fortifiant; mais il faut toutours faire un traitement interne ; notre toni-dépuratif remplit parfaitement le but que l'on désire atteindre, si la maladie n'est pas trop ancienne. Dans quelques cas par trop graves, quatre à six portions de sulfate de soude, à la dose de cinq à six cents grammes, peuvent amener la guérison.

Tournis, Vertige, Lourderie.

139. — Maladie des bêtes ovines (moutons). Cette maladie se montre plus communément chez les agneaux que chez les moutons de trois, quatre et cinq ans. Le tournis est causé par l'hydatique cérébrale (espèce de poche vésiculaire) qui se développe dans le crâne et empêche les fonctions du cerveau ; il y a surtout hydropisie du cerveau (épanchement de sérosité).

Nos célèbres vétérinaires font l'opération du trépan, qui consiste à percer le crâne avec une mèche à vilebrequin pour extraire le ver ou le liquide que contient cette cavité; cette opération n'a aucun bon résultat, et tous les moyens tentés pour la guérison de cette maladie n'ont eu aucun succès; elle est considérée comme incurable.

Pour nous, nous pensons être dans le vrai en affirmant qu'il existe dans le fluide humoral de la mère une cause que l'agneau formé de ces fluides apporte en naissant et qui est le germe de cette maladie. Nous conseillons d'employer un traitement préservatif, pour empêcher la formation de ces vers, ou l'épanchement du liquide sur le cerveau.

Quand la maladie s'est manifestée sur plusieurs sujets, il faut les sacrifier, puisque la maladie est incurable. Il faut soumettre le troupeau à un traitement préservatif. On emploie le sulfate de soude (sel de Glaubert) dans leur boisson, à la dose de soixante à quatre-vingts grammes par agneau et par jour, en dissolution dans la quantité d'eau que chaque agneau peut dépenser par vingt-quatre heures. Pour les agneaux qui tettent, on donne le sulfate de soude à leurs mères, à la dose de cent à cent trente grammes dans la quantité d'eau que chaque brebis peut dépenser aussi par vingt-quatre heures; continuer de même pendant vingt-cinq à trente jours consécutifs. Ce traitement profitera aux mères comme aux agneaux; les mères donneront plus de lait et elles engraisseront, ainsi que les agneaux, et cela les préservera d'autres maladies.

Trachéotomie.

140. — On fait cette opération aux chevaux très-corneurs. Ouverture anormale qui consiste en une incision plus ou moins étendue à la trachée artère (conduit de l'air), dans sa portion cervicale (ouvrir les voies aériennes), dans le but d'extraire un corps étranger engagé dans cette voie, ou pour faciliter l'introduction de l'air dans les poumons, qu'une inflamation de l'arrière-bouche, telle qu'une angine, qui peut faire obstacle à l'introduction de l'air dans les poumons, au point d'asphyxier (étouffer) le cheval. Pour que cette opération puisse être utile à l'introduction de l'air dans les poumons, il faut que l'obstacle se trouve en dessus de l'ouverture que l'on pratique à la trachée artère. Nous ne décrirons pas la manière de faire cette opération, qui ne peut être faite que par un vétérinaire praticien. Nous dirons seulement que l'opération se fait le cheval debout; puis on met dans l'ouverture un tube à pavillon, confectionné exprès.

Tremblante.

141. — Maladie convulsive, mal de nerfs. Maladie qui affecte particulièrement l'espèce ovine. Cette maladie s'annonce par une démangeaison à la queue; le mouton se mord dans

cette partie, et l'on voit que la queue est presque toujours agitée par un mouvement convulsif. Cette démangeaison prend de l'extension; on ne voit aucun bouton sur la peau; on voit l'animal maigrir; puis il survient des tremblements généraux, qui se renouvellent à des intervalles indéterminés et ne durent qu'un instant; la moindre frayeur fait naitre ces tremblements; à une certaine époque le tremblement dégénère en convulsions et se renouvelle par accès qui ressemblent à l'épilepsie; tous ces troubles fonctionnels amènent la mort après quatre à cinq mois de maladie. Tous les moyens employés jusqu'à ce jour contre cette maladie ont été infructueux.

Nous conseillons d'employer de bonne heure les moyens préservatifs que nous prescrivons pour le tournis; si la maladie qui s'est manifestée chez quelques sujets n'a pas fait trop de progrès, le traitement peut être curatif pour ces mêmes sujets.

Tremblement.

142. — Le tremblement est évidemment symptomatique et constitue le signe d'une irritation exercée sur un point quelconque du système nerveux, et plus ou moins partagée par les centres de ce système; il est quelquefois le résultat de la colère et de la peur. Quand le tremblement est le résultat du refroidissement, une écurie chaude, des couvertures de laine, du vin chaud sucré, pur ou coupé, des sudorifiques, la fleur de sureau, le bois de gayac ou la thériaque dans le vin, sont convenables quand le tremblement est causé par le refroidissement. Dans tout autre cas, le tremblement étant toujours un phénomène symptomatique d'une irritation primitive ou secondaire du système nerveux, il n'offre pas d'indication spéciale.

Tympanite.

143. — Voyez *Indigestion gazeuse.*

Typhus.

144. — Complément d'épizootie. Maladie contagieuse des bêtes à cornes, affection aiguë caractérisée par la stupeur; ayant les symptômes de la gastro-entérite et de l'encéphalite

(inflammation du cerveau); il est éminemment contagieux et frappe quelquefois les animaux avec tant de rapidité que la mort arrive presque instantanément.

C'est la contagion qui est l'agent le plus actif de la propagation du typhus; de tous les virus, celui qu'il produit est le plus invariable dans ses effets. Le typhus a fait à des époques différentes d'effroyables ravages dans toutes les parties de l'Europe et en Asie; et tout dernièrement, en 1865 et 1866, en Angleterre, en Hollande, en Belgique, où des animaux, venant des steppes de la Russie et de la Hongrie, l'avaient apporté par la voie du commerce.

Nous allons décrire les symptômes les plus saillants que les professeurs de nos écoles vétérinaires, qui ont été envoyés en Angleterre, en septembre 1865, pour étudier cette terrible maladie, nous ont donnés.

L'animal frappé du typhus se reconnaît facilement à l'ensemble des symptômes suivants : attitude immobile, dos voûté, membres convergents sous le corps, tête portée en avant, fixe, oreilles tombantes en arrière, regard sombre, yeux pleureurs, jetage nasal, bouche écumeuse, tête branlante, grincement des dents, respiration précipitée, bruit de cornage, tremblements généraux, diarrhée très-abondante et fétide, gonflement de la région dorsale par des gaz accumulés sous la peau, abaissement de la température du corps, faiblesse extrême, prostration, stupeur, coloration rouge foncé avec marbrure de la membrane du vagin, tarissement du lait. L'amaigrissement rapide et profond des malades est un des caractères particuliers à cette affection, et qui s'annonce à un degré d'autant plus marqué que la vie se prolonge davantage; les sujets deviennent plus étiques; leurs muscles, effacés et parcheminés, laissent apparaître tous les reliefs du squelette, notamment à la région du bassin, dont les excavations se creusent profondément. La mort survient d'ordinaire du troisième au douzième jour.

Suite au Typhus.

Gazette de Londres. Bureau des affaires étrangères.

Saint-Pétersbourg, 3 octobre 1865.

Moyen à employer contre le typhus épizootique des bêtes à cornes.

Dès l'apparition des premiers symptômes, décrits à la page ci-contre, l'animal doit être placé dans un bain de vapeur et frotté énergiquement par tout le corps. La température ne doit cependant pas être élevée de manière à rendre trop difficile la respiration de l'animal. Il faut ensuite sécher le corps de l'animal au moyen de frictions, puis le couvrir de plusieurs couvertures de laine et le placer dans une salle complètement à l'abri des courants d'air, car il faut avoir le plus grand soin d'éviter qu'il n'ait froid. Là est le point le plus important du traitement. On emploie ensuite des boissons rafraîchissantes et une nourriture de facile digestion.

Ce traitement fort simple m'a déjà permis deux fois, en Russie, d'éviter de grandes pertes.

Depuis 31 ans, je suis fermier, et j'élève des bestiaux; j'ai fait 13 ans de ces années dans le Mecklembourg, et les 18 dernières années en Russie, où j'ai eu l'intendance des vastes domaines du comte A. Borinsky. Je souhaite sincèrement que le traitement si facile à suivre que j'indique puisse être aussi utile à mes compatriotes d'Angleterre qu'il l'a été à moi-même, car ayant eu 600 têtes de bétail je n'en ai perdu que 6 %.

Les bains de vapeur que j'avais fait établir étaient d'une construction très-simple: ils consistaient en une chambre dont le plancher était établi selon un plan oblique, de manière que l'animal pût être amené par degré au milieu d'une température plus élevée. J'obtenais la vapeur au moyen d'un four couvert de plaques de fer, sur lesquelles on jetait de l'eau lorsque déjà l'appartement était chauffé à 35 degrés Réaumur.

Signé H. Fecling.

U

Ulcère.

145. — Voyez *Crapaud*, *Farcin*, *Fistule*, *Javart*, *Mal de Garrot*, *Mal de Nuque;* plaie quelconque ayant un mauvais caractère et à l'état presque toujours chronique (ancien).

V

Veaux (MALADIES DES).

146. — Diarrhée (dévoiement), inflammation des articulations appelée courbe, mal de nombril, pneumonie, vertige, veaux trop blancs.

Traitement de la diarrhée. — Quand la diarrhée a beaucoup d'intensité, on supprime le lait; on nourrit avec de l'eau de riz; on administre quelques portions purgatives de sulfate de soude à la dose de 50 à 100 grammes, suivant l'âge du veau; on met un ou deux jours d'intervalle d'une dose à l'autre, et chaque portion s'administre dans une verrée d'eau de graine de lin. Quand le veau est mieux, on ajoute un peu de lait à l'eau de riz, et on revient peu à peu au régime ordinaire.

Courbe des veaux. — Inflammation des articulations. Quelques veaux viennent au monde avec des inflammations articulaires; chez d'autres elles se manifestent huit à quinze jours après leur naissance. Ces inflammations sont produites par des humeurs très-mordicantes que le sang dépose sur les articulations; les os se gonflent et cela produit des douleurs violentes. Les courbes passent pour incurables.

Notre manière de traiter cette grave affection nous a procuré différentes fois un plein succès. Nous employons la purgation, mais de préférence notre toni-dépuratif, quatre à six doses à deux jours d'intervalle. Il est à propos de faire quelques frictions d'onguent populéum camphré sur les articulations.

Mal de nombril. — Il est quelquefois nécessaire d'administrer quelques portions purgatives de sulfate de soude, pour l'extérieur. Voyez les recettes à la fin du volume.

Pneumonie. — La pneumonie est à l'état aigu ou chronique (ancien); l'animal apporte quelquefois cette maladie en naissant. Les veaux toussent plus ou moins, rendent des matières par les naseaux, battent aux flancs.

Traitement. — Administrer quelques portions purgatives

de sulfate de soude et quelques portions de notre toni-dépuratif; les jours où l'on ne donne pas de purgatif, on fait prendre au veau de la poudre de gentiane à la dose de 20 à 30 grammes dans une verrée de vin ou de cidre. Dans la majorité des cas, on aura du succès, et, si on n'arrive pas toujours à la guérison radicale, on peut le faire pour les livrer à la boucherie. Il ne faut pas oublier que beaucoup de veaux naissent avec la poitrine malade.

Vertige des veaux. — Dépôt sur le cerveau. Le vertige cause la mort promptement. Le veau cesse de boire, fait quelques beuglements, pousse en avant, renverse la tête en arrière ou de côté, se couche ou tombe, meurt au bout de quelques heures. Il dure rarement plusieurs jours. Incurable.

Veaux trop blancs. — Il leur faut un régime tonique, fortifiant, peu de lait; quelquefois il est à propos de supprimer totalement le lait; de l'eau de riz mélangée dans le lait ou que de l'eau de riz. On peut leur faire manger le riz, donner du bon cidre ou du vin, un verre ou deux par jour; ajouter dans chaque verre de vin 20 à 30 grammes de poudre de gentiane; administrer ce remède avec beaucoup de prudence, par petite gorgée, et ne pas lever la tête trop haut; suivre le régime plus ou moins longtemps, le suspendre et y revenir, si on le croit nécessaire. Que l'appartement soit bien aéré, bien éclairé. Dans la majorité des cas, il est convenable d'administrer quelques doses de notre toni-dépuratif.

La purgation pour les veaux. On emploie le sulfate de soude, à la dose de 100 à 150, 200 grammes, suivant l'âge du veau; chaque portion se fait prendre dans deux verrées d'eau de lin, préalablement préparée et retirée du feu avant d'y ajouter le sulfate de soude; dans la majorité des cas, il est à propos de faire prendre un demi-bol ou un bol avec la portion de sulfate de soude.

Verrues ou Poireaux.

147. — Voyez *Fic.*

Vers intestinaux.

148. — Nous ne décrirons point toutes les espèces de vers que contiennent les intestins, ni de ceux qui prennent nais-

sances dans d'autres parties du corps : l'hydatide dans le crâne du mouton ; le cysticerque qui affecte le cochon (ladrerie) ; enfin toutes les espèces de vers, décrites par les auteurs vétérinaires, qui se développent dans quelque partie du corps que ce soit, soit dans les intestins, dans les tissus, dans les fluides gâtés. Pour expulser les vers et ce qui sert à leur formation, nous conseillons la purgation. Notre toni-dépuratif est un puissant vermifuge.

Les vermifuges que l'on emploie communément sont : la mousse de Corse, l'écorce de racine de grenadier, la fougère mâle, l'huile empyreumatique. Tous ces vermifuges sont très-incertains, par la raison qu'ils ne détruisent pas la cause qui sert à la reproduction de ces animaux parasites. Nous avons vu des praticiens vétérinaires, que l'on peut qualifier d'ignorants, tuer des chevaux avec de l'huile empyreumatique.

Vertige (VERTIGO).

149. — Congestion vers le cerveau, quelquefois compliquée de gastro-entérite (inflammation d'estomac et des intestins). Le vertige est toujours une maladie de cerveau. Au début de la maladie, le cheval porte la tête basse ; sa marche est vacillante ; les muqueuses (intérieur de la bouche, des naseaux et des yeux) sont injectées et souvent jaunes. Plus tard le malade est plongé dans un état de stupeur, est étranger à tout ce qui l'entoure, n'entend pas. Il fait son appui contre la mangeoire ou contre le mur, pousse en avant ; les yeux sont saillants, hagards ; la respiration est lente. Il a des accès violents, pousse au mur avec force, puis tombe dans un état comateux (assoupissement) ; souvent il tombe et reste sans mouvement, on le croirait mort ; mais, en appuyant le dos de la main ou l'oreille sur le côté gauche de la poitrine, on sent et on entend les mouvements du cœur ; le cheval reste plus ou moins longtemps dans cet état, puis se relève pour se livrer de nouveau à des mouvements désordonnés, plus ou moins violents, qui amènent la mort dans un délai de trois, six ou huit jours. Quant au traitement, les vétérinaires ne sont pas d'accord : la majorité emploie de fortes saignées, d'autres la proscrivent ; ceux qui proscrivent la saignée emploient l'huile de crotom-tiglium purgative, à la dose de 20 à 30 gouttes dans une décoction de graine de lin. D'autres prescrivent l'émétique comme moyen évacuant,

à la dose de 30 grammes dans un litre d'eau tiède. D'autres administrent 90 à 100 grammes de graine de moutarde blanche dans un demi-litre d'eau tiède pour stimuler les fonctions de l'estomac et des intestins, avec l'aloès en lavement.

Nous avons vu beaucoup de vétérinaires employer de fortes saignées, de dix à quinze et seize kilos; nous n'avons jamais vu de bons résultats avec de pareils moyens; les chevaux mouraient dans un délai de trois à cinq jours au plus. Ceux que nous avons vus employer l'huile de crotom-tiglium, l'émétique, la moutarde, avaient quelque succès; nous ajouterons qu'ils employaient aussi des sétons enduits d'onguent vésicatoire.

Tous les chevaux vertigineux que nous avons soignés, nous les faisions sortir immédiatement de l'écurie; nous les attachions à un arbre de manière à ce qu'ils puissent tourner autour sans pouvoir se blesser, et nous leur faisions un bon lit de paille. Pour l'extérieur, nous faisions verser de l'eau froide un peu salée sur la tête comme moyen dérivatif; nous faisions deux ou trois frictions d'eau ignée sur les épaules, pour produire une inflammation sur ce point.

Pour le traitement intérieur. — Les premiers jours, quelques lavements purgatifs avec le sulfate de soude, et en même temps nous administrions notre toni-dépuratif à faible dose, en mettant un jour d'intervalle d'une dose à l'autre; puis, quand le cheval évacuait des matières liquides par l'effet des breuvages, nous mettions deux jours d'intervalle entre chaque breuvage.

Dans notre pratique, nous avons soigné huit chevaux vertigineux, qui ont promptement et parfaitement guéri par notre moyen, et nous n'avons employé ni saignées ni sétons. L'un des huit chevaux que nous avons soignés et guéris portait la tête très-élevée, se cabrait, puis tombait et restait de vingt à trente minutes sans mouvement, puis se relevait et se livrait de nouveau à des mouvements désordonnés.

Nous allons entretenir nos lecteurs d'un fait assez intéressant : deux chevaux vertigineux, qui ne font pas partie des huit que nous mentionnons ci-dessus, ont été guéris en employant notre mode de traitement. Voici le fait : en 1835, nous fûmes rendre une visite à un vétérinaire de nos amis; étant chez lui, il nous dit qu'il avait en ce moment un cheval atteint de vertige; il nous invita à voir ce cheval, à qui il avait fait, comme tous les autres vétérinaires, plusieurs saignées, ce qui lui avait été enseigné à l'école; nous lui dîmes que ce cheval allait mourir et en effet il est mort après cinq jours de maladie; nous lui parlâmes de notre mode de traitement; il nous dit que, s'il rencontrait un cas semblable, il nous appellerait; dix jours plus tard, un autre cheval est pris de vertige chez le même cultivateur; nous nous sommes rendu à l'invitation de notre confrère; nous avons fait l'application de notre traitement à ce cheval, qui a bien guéri. Un mois plus tard, un autre cheval, et chez le même cultivateur, est pris de vertige; notre confrère le traite par notre moyen que nous lui avions indiqué, et le cheval a parfaitement bien guéri.

Vessigon.

150. — Le vessigon est situé à la partie latérale interne du jarret; quelquefois il paraît aussi au côté externe; c'est ce que l'on appelle vessigon chevillé; on en voit aussi aux genoux. Le vessigon est une dilatation de la capsule synoviale (hydropisie); on en voit au-dessus du boulet, sur les côtés des tendons; quand ils sont situés dans cette partie, on les appelle mollettes. Quand les vessigons ou mollettes sont apparents, ils sont presque toujours à l'état chronique (ancien et insensible). On considère le vessigon ou mollette comme incurable.

Nous conseillons de faire des frictions d'eau de feu (eau ignée), pour amener une suppuration à travers les pores de la peau; ne pas frictionner trop fort pour ne pas détériorer la partie; quand on voit que la suppuration est bien établie, on ne fait que de tamponner avec un morceau de drap qui aura servi à frictionner. On peut, si on croit que cela fera mieux, appliquer le feu en raie, comme nous le recommandons à l'article *Feu*. Pour le vessigon très-développé, nous avons plusieurs fois fait la ponction avec le bistouri; nous nous servons d'un bistouri à lame étroite; nous l'enfonçons dans la partie la plus saillante et la plus haute, contrairement à ce que l'on fait dans toutes les tumeurs, où on fait la ponction d'un dépôt; il ne faut pas que la matière coule de haut en bas; il faut qu'elle coule de bas en haut en faisant une pression sur le vessigon; nous mettons des compresses de chaque côté sur le vessigon, puis un bandage, et nous faisons asperger (arroser) le jarret pendant plusieurs heures avec de l'eau froide salée; il s'en suit une inflammation qui n'a rien d'inquiétant; la résolution a lieu dans un délai de dix à douze jours. Nous avons opéré trois fois de cette manière, et cela nous a parfaitement réussi. Il est bien compris qu'il faut tenir le cheval au repos.

Si le vessigon provient d'une cause interne et n'est pas trop ancien, on fera bien d'employer quelques portions de notre toni-dépuratif. Ce moyen nous a quelquefois procuré un plein succès, sans rien faire à l'extérieur.

Vices rédhibitoires.

151. — Texte de la loi rendue le 20 mai 1838, concernant les vices rédhibitoires dans les ventes ou échanges d'animaux domestiques.

Article 1er. — Sont réputés vices rédhibitoires et donneront seuls ouverture à l'action résultant de l'article 1641 du code civil, dans les ventes ou échanges des animaux domestiques ci-dessous dénommés, sans distinction des localités où les ventes et échanges auront eu lieu, les maladies ou défauts ci-après,

Savoir :

Pour le cheval, l'âne et le mulet :

La fluxion périodique des yeux.

L'épilepsie ou le mal caduc.

La morve.

Le farcin.

Les maladies anciennes de poitrine ou vieilles courbatures.

L'immobilité.

La pousse.

Le cornage chronique.

Le tic sans usure des dents.

Les hernies inguinales intermittentes.

La boiterie intermittente pour cause de vieux mal.

Pour l'espèce bovine :

La phthisie pulmonaire ou pommelière.

L'épilepsie ou mal caduc.

Les suites de la non-délivrance } après le part chez le vendeur.
Le renversement du vagin ou de l'utérus }

Pour l'espèce ovine :

La clavelée. Cette maladie, reconnue chez un seul animal, entraînera la rédhibition de tout le troupeau. La rédhibition n'aura lieu que si le troupeau porte la marque du vendeur.

Cette maladie n'entraînera la rédhibition du troupeau qu'autant que, dans le délai de la garantie, la perte constatée s'élèvera au quinzième au moins des animaux achetés. Dans ce dernier cas, la rédhibition n'aura lieu également que si le troupeau porte la marque du vendeur.

Article 2. — L'action en réduction du prix, autorisée par l'article 1644 du code civil, ne pourra être exercée dans les ventes et échanges d'animaux énoncés dans l'article premier ci-dessus.

Article 3. — Le délai pour intenter l'action rédhibitoire sera, non compris le jour fixé pour la livraison, de trente jours pour le cas de fluxion périodique des yeux et d'épilepsie ou mal caduc, de neuf jours pour tous les autres cas.

Article 4. — Si la livraison de l'animal a été effectuée, ou s'il a été conduit dans les délais ci-dessus hors du lieu du domicile du vendeur, les délais seront augmentés d'un jour par cinq myriamètres de distance du domicile du vendeur au lieu où l'animal se trouve.

Article 5. — Dans tous les cas, l'acheteur, à peine d'être non recevable, sera tenu de provoquer dans les délais de l'article 3 la nomination d'experts chargés de dresser procès-verbal; la requête sera presentée au juge de paix du lieu où se trouvera l'animal.

Ce juge nommera immédiatement, suivant l'exigence des cas, un ou trois experts, qui devront opérer dans le plus bref délai.

Article 6. — La demande sera dispensée du préliminaire de conciliation, et l'affaire instruite et jugée comme matière sommaire.

Article 7. — Si, pendant la durée des délais fixés par l'article 3, l'animal vient à périr, le vendeur ne sera pas tenu de la garantie, à moins que l'acheteur ne prouve que la perte provient de l'une des maladies spécifiées dans l'article 1er.

Article 8. — Le vendeur sera dispensé de la garantie résultant de la morve et du farcin, pour le cheval, l'âne et le mulet, et de la clavelée, pour l'espèce ovine, s'il prouve que l'animal, depuis la livraison, a été mis en contact avec des animaux atteints de ces maladies.

Guides des vendeurs et acheteurs d'animaux domestiques.

L'acheteur qui, dans le délai légal, aura quelque soupçon d'un vice rédhibitoire, devra faire visiter son animal par un homme de l'art ; si ce soupçon est confirmé, il se rend de suite chez le vendeur (quand cela est possible), pour l'engager à terminer leur différend à l'amiable devant des arbitres.

Procédure devant des arbitres. — Cette procédure est dans les termes et l'esprit de la loi (code de proc. civ., art. 1003 et suiv.) ; elle est tout à la fois la plus simple, la plus sûre et la moins dispendieuse ; en effet, aujourd'hui que la loi est précise, ne sont-ce pas en définitive les conclusions de l'expert qui font la base du jugement des tribunaux ? Du moment que l'expertise a constaté l'existence du vice, le juge n'a plus qu'à appliquer la loi et prononcer la rédhibition. Pourquoi donc passer par les formes plus lentes et plus dispendieuses des tribunaux, quand les hommes de l'art qu'ils appellent toujours comme experts (arbitres) peuvent décider, si les parties leur confèrent ce droit?

Je suppose donc que les parties consentent à l'arbitrage et je viens démontrer que c'est toujours leur intérêt ; elles choisissent un ou trois vétérinaires pour leur différence.

L'acte par lequel on fait choix d'un ou plusieurs arbitres se nomme un compromis (code de proc. civ., art. 1006).

Voyez aussi à la fin de cet article.

Le compromis doit contenir : 1° les noms, prénoms, etc., des parties et des arbitres ; 2° la désignation de l'objet (signalement de l'animal) ; 3° le point litigieux (les cas rédhibitoires) et l'étendue des pouvoirs conférés aux arbitres ; 4° le délai dans lequel la décision devra être rendue ; 5° la renonciation à l'appel et à toute espèce de recours (sans cette clause importante, les vétérinaires doivent refuser une mission qui pourrait n'avoir aucun résultat, puisque les parties seront libres de porter l'affaire ailleurs) ; 6° en cas de partage (s'il y a deux arbitres), la nomination d'un tiers ou la faculté accordée à ceux-ci de le désigner eux-mêmes.

Le compromis doit être fait, à peine de nullité, en autant d'originaux qu'il y a de parties, ayant un intérêt distinct, et chaque original doit contenir la mention du nombre de ceux qui en ont été faits.

L'acte signé, l'arbitre ou les arbitres entendent les parties, procèdent à l'examen de l'objet, demandent, s'il y a lieu, une prolongation de délai qui leur est accordée sous la forme prescrite pour le compromis lui-même, et prononcent définitivement, s'ils sont d'accord, dans les limites de leurs pouvoirs, qu'ils ne peuvent dépasser (code de proc. civ., art. 1012).

Dans le cas de deux arbitres, il peut y avoir divergence dans les opinions ; le compromis a dû prévoir ce cas; alors les deux arbitres exposent leurs avis motivés dans des procès-verbaux séparés, et le tiers désigné, après avoir conféré avec ces derniers (art. 1018), pris connaissance de leurs actes et examiné l'animal, objet de la contestation, prononce souverainement, en adoptant l'avis de l'un d'eux. La loi lui en fait une obligation (même article). Quelle garantie plus grande trouverait-on devant les tribunaux? Aucune, rien que les lenteurs d'une procédure onéreuse.

Les parties exécutent sur le champ ce jugement (art. 1016, proc. civ.); si l'une d'elles s'y refusait, la sentence serait déposée, dans les trois jours, au greffe du tribunal de première instance, dans le ressort duquel elle a été rendue, et son exécution aurait lieu selon les formes ordinaires. (Proc. civ., article 1020).

Procédure devant un juge de paix. Si les parties ne savent pas signer, elles feront bien de se présenter devant un notaire, qui rédigera le compromis, et, si la valeur de l'objet en litige ne dépasse pas le taux de la compétence du juge de paix, elles pourront comparaître volontairement devant lui, sans citation préalable, pour faire prononcer sur leur différend (art. 9. code de proc.). Dans ce cas, ce magistrat, investi des pouvoirs qui appartiennent aux tribunaux en général, désigne les experts, règle la marche de la procédure et rend sa décision, qui est exécutée sans que le dépôt préalable en soit effectué au greffe du tribunal de première instance.

Les experts procèdent à leur examen, dressent leurs rapports comme précédemment, et le juge de paix prononce le jugement, qui est exécuté ainsi qu'il vient d'être dit.

Jusque-là, nous avons supposé que les parties se présenteraient volontairement pour obtenir un arrangement à l'amiable. Si l'une d'elles s'y refusait, et que l'animal eût une valeur dépassant les attributions du juge de paix (200 fr.), limite au-delà de laquelle cesse sa compétence, il faudrait alors porter de suite l'affaire au tribunal de commerce ou de première instance.

Pièces judiciaires. Ces actes doivent être faits sur papier timbré.

N° 1. Requête ou demande d'exercer son droit de garantie.

A M. le juge de paix de...... ou à M. le président du tribunal de......

Le sieur.... (nom, prénoms, qualité et demeure) a l'honneur d'exposer que.... (date de la vente) il a acheté du sieur (nom, etc., du vendeur), au prix de.... un animal (désignation et signalement).

Cet animal paraissant atteint d'un vice rédhibitoire (désignation du vice), le requérant vous prie, M. le président, de vouloir nommer un ou plusieurs experts pour constater les vices rédhibitoires dont il peut être affecté, et dresser procès-verbal sur lequel il sera statué ce que de droit.

Fait à....., le.....

(Signature du requérant.)

N° 2. Compromis pour la nomination d'un ou plusieurs arbitres.

Nous, soussignés....... vendeur, d'une part, etc..., acheteur, d'autre part,

Avons fait les conventions suivantes : L'animal (désignation, signalement), qui fait entre nous le sujet d'une contestation pour cause de vices rédhibitoires, sera visité par M. N...... que nous nommons arbitre, à l'effet de prononcer, s'il y a lieu, la résiliation de la vente ou la diminution du prix, après avoir estimé l'animal; enfin, de nous concilier par tous les moyens qu'il jugera convenables.

Renonçant à l'appel de son jugement, qui sera définitif et devra être rendu dans le délai de neuf jours.

Ou :

Nommons MM. T...... et N...... pour arbitres, à l'effet de terminer notre contestation par toutes les voies qu'ils jugeront convenables, et, en cas de partage, nommons pour tiers-arbitre M. N....., ou les autorisons à désigner un tiers-arbitre, dont la décision sera sans appel, ainsi que nous le déclarons, et devra être rendue dans le délai de.....

Fait double à....., le......

(Signature du vendeur.) (Signature de l'acheteur.)

(Approuvant l'écriture ci-dessus).

Volvulus.

152. — Entortillement, torsion d'une partie de l'intestin sur lui-même. Ce n'est pas une maladie primitive ou essentielle. On l'observe dans les inflammations violentes de l'intestin, à la suite des coliques qui ont produit des mouvements désordonnés.

L'entortillement de l'intestin est produit par le déplacement de la masse intestinale. Des douleurs très-vives ne tardent pas à se montrer. Les chevaux qui les éprouvent se couchent fréquemment sur le dos; cet accident produit une inflammation des plus violentes qui se termine par la mort. Le diagnostic du volvulus est difficile à reconnaître; en introduisant le bras dans l'intestin rectum, on peut quelquefois le reconnaître. Incurable.

Vomissement.

153. — La rupture de l'estomac du cheval produit le vomissement. Le vomissement est généralement précédé de nausées, mais il ne les suit pas toujours. Au moment de rendre des matières, l'animal se raidit sur les quatre membres, allonge la tête et le cou, puis rapproche le menton près du poitrail, fait une grande inspiration, contracte les muscles abdominaux (du ventre), rend par les naseaux, rarement par la bouche, des parcelles d'aliments, quelquefois un liquide jaunâtre, verdâtre, c élé d'aliments. Quelques vétérinaires affirment que, des chevaux étant morts à la suite de vomissements et ayant fait l'autopsie, ils ont remarqué des inflammations de l'estomac, quelquefois des taches de gangrène, mais pas de ruptures.

Nous avons rencontré dans notre pratique quatre chevaux et une jument ayant l'estomac rupturé; deux de ces chevaux avaient eu des nausées (envies de vomir); les deux autres avaient fait un petit cri, que nous prenions pour un cri de douleur, mais pas d'envie de vomir; il n'y eut que la jument qui vomit; le fait de la jument est rapporté à l'article *Rupture*.

Pour les quatre chevaux, nous avions pronostiqué qu'il y avait rupture d'estomac; par l'autopsie, nous l'avons fait voir à des témoins.

ARTICLES SUPPLÉMENTAIRES.

B

Bandage pour appliquer un sinapisme sur la poitrine des chevaux gravement malades.

154. — Il faut de la toile d'une largeur de quarante-cinq à cinquante centimètres, et, s'il faut deux mètres trente centimètres pour faire le tour du cheval, le bandage ne devra avoir que deux mètres, afin de pouvoir le serrer convenablement; on met à chaque bout du bandage un bâtonnet d'une longueur de cinquante-cinq à soixante centimètres; à chaque bout de ces bâtons on met de la grosse ficelle pour maintenir et serrer le bandage, qui doit s'attacher à droite ou à gauche du garrot, pour que les cordes ne le blessent pas. Le bandage ainsi confectionné tiendra bien tendu. (Voir la planche ci-contre).

Bandage pour la vache ayant renversement du vagin (VULGAIREMENT SABOT) ou de l'utérus (MATRICE).

155. — Il faut pour confectionner ce bandage de dix à onze mètres de sangle, ayant cinq à six centimètres de largeur. Un bourrelier intelligent peut le confectionner. Ces dix à onze

Bandage pour appliquer un Sinapisme sur la Poitrine des Chevaux gravement malades.

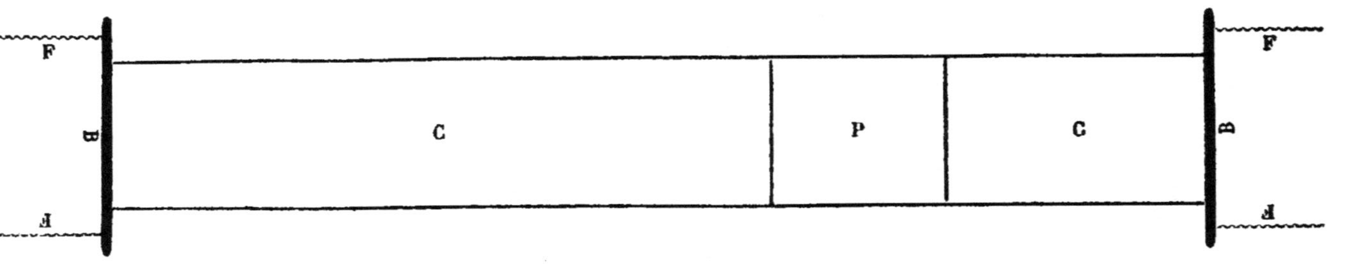

Légende.

B — Bâtonnets.
C — Ceinture.
F — Ficelles.
P — Place du Sinapisme.

mètres seront divisés en dix parties : Première, deux mètres pour faire la ceinture qui passe sous la poitrine et sur le garrot ayant à l'un de ces bouts une boucle à arguillon, qui doit se boucler sur le côté du garrot. Deuxième, quatre autres bouts, que j'appelle sanglots, ayant de trente à quarante centimètres de longueur, seront cousus sur la ceinture, deux à droite et deux à gauche du garrot, à une distance de trente à quarante centimètres l'un de l'autre; à l'autre extrémité de ces quatre bouts (sanglots), on mettra une boucle à arguillon. Troisième, deux sangles de chacune trois mètres de longueur, destinées pour passer sur les côtés des lombes (reins) et de la croupe pour descendre de chaque côté de la queue, de la vulve (naissance), puis entre les membres de chaque côté du pis, et correspondre sur les côtés du ventre pour être arrêtées aux boucles des sanglots qui sont sur les côtés de la poitrine; les autres bouts de ces deux sangles, qui vont sur les côtés des reins, se passent dans les boucles, qui sont aux sanglots placés de chaque côté du garrot. Quatrième, pour tenir les deux sangles qui passent de chaque côté de la queue et les maintenir en position convenable, il faut trois traverses : la première est placée sur les lombes (reins) à vingt-cinq à trente centimètres de la naissance de la queue, ayant vingt-deux centimètres d'écartement d'une sangle à l'autre; la deuxième traverse placée entre le rectum et la vulve; la troisième traverse placée au-dessous et tout près de la vulve. Ces deux dernières traverses doivent être placées à dix centimètres d'écartement l'une de l'autre, dix centimètres de haut en bas, dix centimètres de droite à gauche. On peut mettre du linge sous les traverses, pour prévenir les meurtrissures de la vulve.

Ce bandage confectionné comme nous l'indiquons, et bien placé, empêchera le renversement du vagin et de la matrice. (Voir la planche ci-contre).

Ce bandage est de mon invention.

On peut confectionner en petit un pareil bandage pour la brebis.

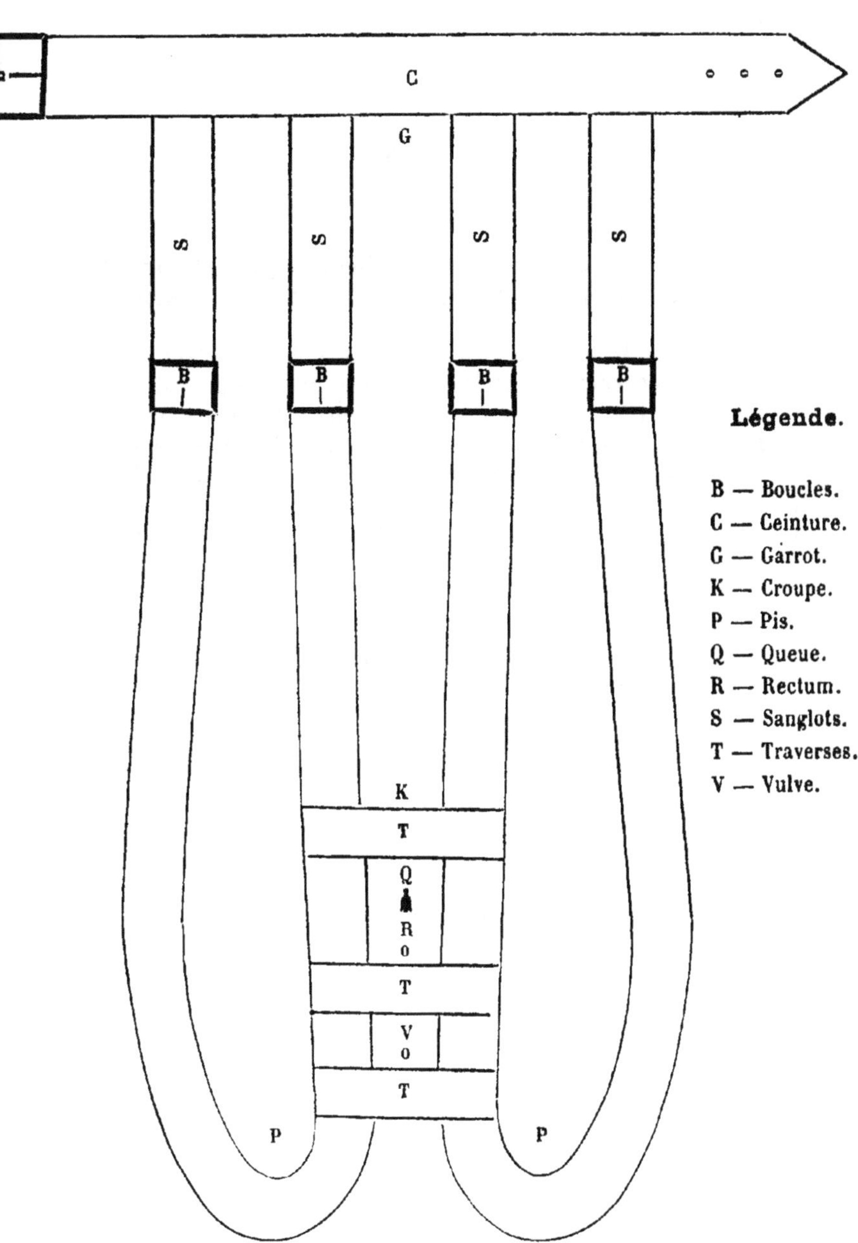

Bandage pour la Vache ayant renversement du Vagin ou de l'Utérus.

M

Manière d'administrer les breuvages et les bols toni-dépuratifs, et manière de les doser.

156. — Il faut pour le cheval une bride ayant un mors droit, des cordeaux passés dans les anneaux de cette bride ou un cordeau mis autour de la mâchoire supérieure et sous la lèvre supérieure, pour lever la tête à volonté en passant les cordeaux sur une poutre ou sur une solive ou sur la branche d'un arbre. Il faut lever la tête doucement pour que l'animal comprenne ce qu'on lui veut; il ne faut pas lever la tête trop haut.

Il est quelquefois nécessaire que la longe du licol soit attachée en bas, pour que le cheval ne lève pas la tête trop haut. Donner le breuvage lentement par petites gorgées; si on administre des bols, on prend une petite baguette flexible de la grosseur du doigt et de la longueur de cinquante centimètres, pointue par un bout; le bout pointu est mis dans le trou des bols pour introduire le bol au fond de la bouche du cheval sous les molaires. Il faut, pour administrer chaque breuvage, un demi-litre d'eau de graine de lin, préalablement préparée : on en verse quelques gorgées; le bol se trouve broyé et le liquide facilite la déglutition; il est quelquefois nécessaire de passer sous les molaires le bout de la baguette qui n'est pas pointu pour servir de cure-dent.

Il y a des chevaux très-irritables qui, lorsqu'on leur lève la tête, tirent au renard; il faut beaucoup de prudence, les caresser; s'ils ont besoin de tousser, il faudrait descendre doucement la tête et la remonter quand le cheval ne tousserait plus; souvent la toux est déterminée par quelques portions du remède introduit dans la trachée-artère (conduit de l'air). Cela serait grave si le cheval ne s'en débarrassait pas par la toux.

Notre toni-dépuratif s'administre dans tout état de maladie (nous en excepterons cependant les tranchées et l'angine (mal de gorge). Dans les maladies récentes et graves, on donne le remède à petites doses, un demi-bol, en mettant un jour d'intervalle d'une dose à l'autre; après avoir répété deux ou trois fois cette même dose, on administre un bol; mais, dans ce dernier cas, on met deux jours d'intervalle d'une dose à l'autre; puis on augmente, on va à un bol et demi, puis deux, deux et demi, rarement trois; toujours en mettant deux, quelquefois trois jours d'intervalle d'une dose à l'autre, suivant l'effet de la dose précédente. Les effets sont que le cheval doit rendre de la fiente liquide, dix à quinze heures après avoir pris la dose, et l'effet doit durer dix à quinze heures au plus. Il ne faut pas s'étonner si pendant l'effet d'une dose le cheval paraît plus malade; sitôt l'effet terminé, l'appétit se manifeste, la gaîté et la vigueur reviennent. Un breuvage qui produit trop d'effet peut devenir dangereux; on voit cela quand le cheval évacue trop abondamment et qu'il ne mange pas, qu'il ne prend pas l'eau blanche. Il faut sans tarder lui administrer une bouteille de vin tiède et sucré, répéter cela si on le trouve convenable en mettant trois ou quatre heures d'intervalle; il est quelquefois à propos d'ajouter au vin pareille quantité d'eau de riz et une cuillerée d'éther sulfurique.

Dans les maladies chroniques, quand on aura administré huit à dix doses, il est souvent nécessaire de suspendre le traitement pendant huit à dix jours, et de recommencer ensuite jusqu'à parfaite guérison, si cela est possible.

Nous avons rencontré quelquefois dans notre pratique des chevaux insensibles à l'action de notre toni-dépuratif, être obligé de porter les doses jusqu'à huit bols, et encore ajouter 200 à 300 grammes de sulfate de soude, pour obtenir des évacuations; avec de la persévérance la sensibilité se rétablissait, et nous redescendions graduellement à n'administrer que de faibles doses. L'estomac et les intestins étant malades depuis longtemps, c'est ce qui produisait cette insensibilité. Les chevaux que nous avons traités dans cet état mangeaient extraordinairement et étaient dans un état de maigreur extrême.

Pour administrer les breuvages, il faut une bouteille à long goulot; on entoure le goulot de linge pour éviter de blesser le cheval, et pour éviter aussi qu'il ne casse le goulot de la bouteille.

Régime pour les chevaux en traitement. — Il ne faut pas de travail; il faut les couvrir suivant la température, les tenir chaudement; donner à manger une heure après la prise du breuvage, nourriture ordinaire. Si on donnait avant le traitement de fortes rations d'avoine, on en donnerait un tiers de moins; donner de bonne eau blanche farineuse et toujours tiède. Il est dangereux de faire boire à l'eau froide.

T

Traitement des vaches.

157. — On peut comme aux chevaux leur faire l'application de notre toni-dépuratif dans tout état de maladie. On administre les portions à deux jours d'intervalle de l'une à l'autre, comme nous le prescrivons pour le cheval. Chaque breuvage s'administre à la dose de trois, quatre et cinq bols; il faut avec chaque portion de bols administrer quatre et cinq cents grammes de sulfate de soude, que l'on aura fait dissoudre dans un litre d'eau de graine de lin, préalablement préparée et retirée du feu avant de mettre le sulfate de soude. Il faut trois à quatre cuillerées de graine de lin pour un litre d'eau; laisser bouillir cinq minutes.

Dans les maladies récentes et graves et dans la diarrhée (dévoiement), on administre les breuvages à faibles doses, deux ou trois bols avec cent cinquante à deux cents grammes de sulfate de soude. Il faut administrer les bols et l'eau de lin, comme pour le cheval, très-lentement, par petites gorgées et ne pas lever la tête trop haut, afin qu'il ne s'engage pas du remède dans la trachée-artère (conduit de l'air); à trop grandes gorgées cela tomberait dans la panse, au lieu d'aller dans la caillette, et le breuvage produirait moins d'effet. On s'y prend comme pour le cheval; on se munit d'une petite baguette de même; seulement il faut toujours être trois personnes, au lieu de deux : l'une tient la vache la main droite dans les naseaux et la gauche tient la mâchoire inférieure (d'en bas); la deuxième personne placée à droite tient les cornes; la troisième administre le breuvage.

Il y a des vaches à qui il faut mettre une bride, comme au cheval, aux taureaux surtout; pour leur administrer les breuvages, il faut de même être trois personnes; dans ce cas, on ne tient pas la mâchoire inférieure; on a une main aux naseaux et l'autre main à une corne.

Régime pour la vache en traitement. — Nourriture pas trop abondante, mais nourrissante; donner à manger deux heures après la prise du breuvage du foin ou de la luzerne, du sainfoin, des rations de son sec, quelquefois de l'avoine en grappe, de bonne eau blanche farineuse; si la vache en traitement ne veut pas d'eau blanche, on lui donne l'eau qu'elle a habitude de boire, et froide si elle ne la veut pas tiède.

L'effet des breuvages chez les ruminants est très-variable, quoique administrés à la même dose; il y en a dont l'effet se manifeste huit à dix heures après la prise du breuvage; une autre fois, l'effet ne se manifestera que vingt-quatre heures, quelquefois quarante heures, après avoir été administrés.

O

Observation à messieurs les cultivateurs.

158. — Pour qu'un vétérinaire vous rende service, *tout en le payant*, il faut que la nature l'ait doué de certaines qualités, pour faire un bon praticien; car il n'en manque pas dans toutes les professions, quoique ayant fait leurs études, qui ne possèdent pas les moyens de faire de bons praticiens; il faut à la théorie joindre la pratique; il faut au vétérinaire comme au médecin des malades, mais il n'en faut pas trop; car il faut que le vétérinaire observe bien ses malades, fasse des opérations, donne des ordonnances, compose des breuvages, des onguents, fasse des autopsies; s'il a trop de malades, trop de visites à faire, il n'a pas le temps de bien observer ses malades; il fera beaucoup de visites et d'opérations, mais les observations et les opérations seront-elles bien faites? Cela n'est guère possible. Messieurs les cultivateurs, vous voyez un vétérinaire qui occupe deux et même trois chevaux; sans doute qu'il est bon praticien; je vous le répète, avec trop de besogne l'ouvrage est mal fait; puis, comme l'on dit vulgairement, bonne renommée vaut mieux que ceinture dorée.

TABLE DES RECETTES

POUR LA

MÉDECINE VÉTÉRINAIRE.

A

Alcool camphré.

1. — Prenez : Alcool à 22 degrés........ 1 litre.
— Camphre sublimé......... 100 grammes.

Réduisez le camphre en poudre dans un mortier, en y mêlant quelques gouttes d'alcool; délayez ensuite la masse pulvérisée; introduisez-la dans une bouteille et la tenir toujours bien bouchée.

Si on n'a pas de mortier, on se sert d'un marteau; on met le camphre dans une assiette, on ajoute sur le camphre quelques gouttes d'alcool et on frappe doucement avec le marteau; puis on ajoute encore de l'alcool et on continue de frapper, et toujours de même jusqu'à dissolution complète.

On emploie l'alcool camphré en frictions; c'est un puissant résolutif fortifiant.

Acétate d'ammoniaque liquide (ESPRIT DE MINDÉRÉRUS).

2. — Pour l'intérieur, puissant tonique qui active la circulation du sang.

B

Breuvages.

3. — Nous ne trouvons pas convenable de transcrire tant de formules de breuvages; ils sont au nombre de plus de soixante-dix dans le formulaire de pharmacie vétérinaire. Notre expérience nous a appris que le praticien qui voudra employer toutes ces formules, suivant les cas de maladie qu'il rencontrera dans sa clientèle, n'arrivera à aucun bon résultat, et il en est de même pour tout autre remède, soit à l'intérieur, soit à l'extérieur.

Breuvage purgatif ordinaire.

4. — Prenez : Aloès en poudre.......... 30 grammes.
— Miel ou mélasse.......... 120 —
— Eau très-pure........... 1 litre.

Faites dissoudre l'aloès dans l'eau étant tiède, ajoutez le miel.

Administrer au cheval le matin à jeun, en une seule dose.

Breuvage purgatif.

5. — Prenez : Aloès en poudre......... 30 grammes.
— Sulfate de soude......... 120 —
— Anis en poudre.......... 120 —
— Eau tiède............... 1 litre.

Après avoir fait dissoudre l'aloès et le sulfate de soude dans l'eau, ajoutez l'anis et administrez de même que ci-dessus.

Breuvage tonique.

6. — Prenez : Extrait de genièvre...... 60 grammes.
— Cannelle en poudre....... 30 —
— Vin rouge bonne qualité... 1 litre.

Délayez exactement l'extrait dans le vin ; ajoutez la cannelle. Administrez au cheval en une dose et réitérez s'il est convenable.

Nota. — On peut remplacer l'extrait de genièvre par une jointée de baies de genièvre, qu'on fait infuser dans le vin après les avoir écrasées.

Les breuvages destinés aux chevaux, on peut les administrer à l'espèce bovine (vache ou bœuf), mais à la dose d'un tiers de plus.

C

Cataplasme émollient.

7. — On le compose avec l'une ou l'autre des plantes indiquées ci-dessous, que l'on fait cuire dans suffisante quantité d'eau :

Farine de lin.
Feuille de mauve.
Racine de guimauve.
Son de froment.

Cataplasme résolutif.

8. — On prend des plantes aromatiques, telles que : sauge, lavande, hysoppe, thym, romarin ; deux ou trois espèces de ces plantes sont suffisantes. On les fait infuser dans du vin ou de l'eau ; deux poignées de plantes aromatiques pour chaque litre de liquide. On verse le liquide bouillant sur les plantes ; on couvre le vase et on laisse infuser jusqu'à refroidissement. Puis on passe à travers un linge et on exprime bien le liquide ; ensuite on prend de la farine de lin en quantité suffisante que l'on délaie avec le liquide ; on fait cuire très-doucement sur un fourneau.

On l'applique sur les engorgements qui ne sont pas très-chauds.

Cataplasme sinapisme.

9. — Prenez : farine de moutarde noire fraiche.............................. 300 grammes.
— Ail mondé et pilé....... 10 gousses.
— Sel de cuisine.......... 150 grammes.

Vinaigre, quantité suffisante. On pile l'ail avec un peu de farine de moutarde; l'ail étant bien pilé, on ajoute le sel et le vinaigre pour former le sinapisme et l'appliquer de suite. Ce cataplasme produit un engorgement et remplace un vésicatoire; il faut le laisser au moins vingt-quatre heures avant de l'enlever; après l'avoir enlevé, on fait des mouchetures simples (scarifications), pour l'écoulement du liquide que l'engorgement contient. Ce cataplasme se met sur la poitrine quand un cheval est gravement malade; on ajoute le bandage pour faire tenir le cataplasme.

Charge résolutive.

10. — Prenez terre franche de vieux mur broyée et tamisée, vinaigre en quantité suffisante pour former une pâte liquide; en étendre une couche sur la partie malade. Pour les engorgements froids.

Autre Charge résolutive.

11. — Prenez : Poix de bourgogne...... 250 grammes.
— Huile ordinaire......... 100 —
— Essence de lavande...... 80 —

Après avoir fait dissoudre la poix avec l'huile, on ajoute l'essence; après avoir coupé le poil de la partie malade, on fait une forte friction avec la charge.

Autre Charge résolutive fortifiante.

12. — Prenez : Goudron............. 130 grammes.
— Suif................. 60 —
— Essence de lavande...... 50 —
— Teinture de cantharide ou eau ignée............ 50 —

Faites fondre le suif à une chaleur modérée; ajoutez le goudron, l'essence et la teinture; mêlez exactement. Après avoir râsé ou coupé le poil de la partie malade, faites une forte friction, avec la charge étant chaude, *mais pas trop*.

Charge résolutive avec l'ammoniaque.

13. — Prenez : térébenthine d'une consistance épaisse......... 130 grammes.
— alcool camphré......... 30 —
— ammoniaque liquide bonne qualité.............. 35 —

Faites bien le mélange, et administrez de même que les formules ci-dessus.

Nota. — Pour faire le mélange à froid, on se sert d'une spatule de bois. Pour l'emploi de l'une ou l'autre de ces charges, on frictionne fortement avec un chiffon de drap de laine; puis on bassine pour qu'il reste sur la partie malade le plus de remède possible.

Collyre avec la pierre divine.

14. — Prenez : pierre divine (on la trouve toute préparée chez les pharmaciens)........ 8 grammes.
— eau commune.......... 500 —

Faites dissoudre la pierre divine dans l'eau et appliquez des compresses sur l'œil malade. Ce collyre convient dans l'inflammation des paupières; on en introduit aussi des gouttes dans l'œil pour déterger les taies de la cornée.

Nous conseillons d'employer pour les maladies des yeux la pommade anti-ophthalmique, de la veuve Farniet, de Saint-André-de-Bordeaux. On la trouve chez tous les pharmaciens. Nous pouvons assurer que l'expérience que nous en avons faite nous a toujours procuré de bons résultats pour les animaux aussi bien que pour l'espèce humaine.

D

Dépuratifs.

15. — Les dépuratifs sont des médicaments qui, par leurs actions, purifient le sang et les humeurs, et provoquent l'évacuation des corps hétérogènes qui les altèrent, gênent leur circulation dans les vaisseaux et les viscères.

E

Eau de Rabel.

16. — Guérit promptement des aphtes ou petits tubercules superficiels qui affectent la membrane muqueuse de la bouche des veaux et des moutons; on peut aussi l'employer pour le piétin.

La manière de faire de l'eau de Rabel n'est pas facile; il est plus simple de se la procurer chez le pharmacien.

Eau végéto-minérale de Goulard.

17. — Prenez : sous-acétate de plomb liquide (extrait de saturne) 60 grammes.
— alcool à 22 degrés....... 120 —
— eau commune ou de rivière 1 litre.

Mêlez ces trois substances dans un vaisseau convenable. Cette eau dépose une poudre blanche; quand on veut s'en servir, on agite le mélange.

L'eau végéto-minérale est un médicament externe très en usage; elle est tempérante, siccative, résolutive et astringente; on la fait entrer dans les cataplasmes, dans les lotions.

Électuaire ou Opiat.

18. — Médicament de consistance molle, composé en partie de différentes poudres et de miel; il y en a de plus de 25 sortes; tous ne produisent pas des résultats bien satisfaisants; ils sont très-longs à administrer et produisent peu d'effet; cependant on peut les administrer au cheval ayant mal de gorge.

Électuaire tonique avec la cannelle.

19. — Prenez :	poudre de cannelle.......	60	grammes.
—	poudre d'aunée..........	60	—
—	poudre de gentiane.......	60	—

Miel ou mélasse, quantité suffisante pour la pâte, et qu'elle soit molle; mêlez et administrez en deux fois dans la journée; réitérez le lendemain.

Elixir calmant.

20. — Contre les coliques et indigestions. Formule de Lebas. On l'administre au cheval à la dose de 150 grammes dans un demi-litre de vin ou un demi-litre d'eau de graine de lin, s'il y a irritation du canal digestif; au bœuf ou à la vache, à la dose de 280 à 300 grammes dans un litre d'eau émolliente ou un litre de vin.

On trouve cet élixir chez les pharmaciens droguistes.

Eau ignée de Luton.

21. — Prenez :	huile de pétrole (huile minérale).........	1	kilo.
—	essence de térébenthine	350	grammes.
—	essence de lavande....	300	—
—	huile de pied de bœuf.	300	—
—	cantharides en poudre.	60	—
—	euphorbe en poudre...	30	—

On met le tout dans un vase; on fait infuser à froid, *macérer* pendant vingt à trente jours. On agite le mélange de temps en temps. On emploie cette eau ignée sans la filtrer si l'on veut; mais, n'étant pas filtrée, il faut agiter le flacon dans lequel elle est contenue chaque fois qu'on l'emploiera.

Cette eau ignée est l'un des plus puissants résolutifs et fortifiants ; on l'emploie sur toute espèce d'engorgement froid, sur les membres, sur les lombes, pour remplacer le feu.

On frictionne les parties malades pendant plus ou moins longtemps suivant leur étendue ; on frictionne avec un morceau de drap de laine ; on fait deux frictions par jour pendant deux ou trois jours de suite ; puis plusieurs jours de suite encore, on ne fait plus qu'une friction par jour. Quand la suppuration est bien établie, on ne fait plus que bassiner pour l'entretenir.

Nota. — Quand la suppuration est bien établie, il ne faut plus frotter, parce qu'on enlèverait l'épiderme et on verrait couler de la matière sanguinolente ; la peau se trouverait détériorée ; cela laisserait des marques, et le cheval se trouverait tarré ; en faisant bien l'application de l'eau ignée, il ne reste pas de traces.

On peut user de cette eau ignée avec avantage sur la fin du traitement de la gale dans la crinière et de la dartre. L'huile de cade est excellente contre la gale.

Dans les maladies graves, maladie de poitrine ou gastro-entérite, on peut employer cette eau ignée en frictions sur toute la surface des deux épaules comme un puissant dérivatif ; on fait deux ou trois frictions, pas plus ; il faut au moins quarante minutes pour faire chaque friction aux deux épaules et mettre un intervalle de huit heures entre chaque friction.

Espèces aromatiques et vulnéraires.

22. — Prenez : feuilles et sommites fleuries.
— — d'absinthe.
— — d'hysope.
— — de marrube blanc.
— — de marjolaine.
— — de menthe.
— — de mille-feuilles (herbes aux charpentiers).
— — de camomille.
— — de romarin.
— — de petite sauge.
— — de thym.
— — d'hypéricum (millepertuis).

Prenez : feuilles de lavande.
— — de tanaisie.

On fait infuser de ces plantes à la dose d'une forte poignée pour un litre d'eau; quand l'eau est bouillante, on met les plantes et on bouche bien le vase pour que l'infusion se fasse. On s'en sert pour bassiner des plaies de mauvais caractère ou des engorgements froids; il est quelquefois convenable d'ajouter, au moment de s'en servir et dans la portion que l'on emploie, un peu d'alcool camphré.

Espèces émollientes.

23. — Prenez : feuilles sèches de guimauve ou de mauve.
— bouillon blanc.
— pariétaire.
— morelle.

On fait de ces plantes des décoctions à la dose de deux à trois poignées par litre d'eau que l'on emploie en lotions, fomentations et injections.

Ether sulfurique.

24. — Propriété et usage. L'éther sulfurique est tonique, stimulant, anti-spamodique et très-calmant; c'est un médicament héroïque contre les indigestions et les coliques ou tranchées. On l'administre au cheval à la dose de 25 à 30 grammes et à l'espèce bovine à la dose de 30 à 40 grammes.

On a une bouteille dans laquelle on aura mis à l'avance un demi-litre d'eau émolliente ou un demi-litre de vin légèrement tiède; on ajoute l'éther et on bouche bien; on fait prendre au cheval par gorgée; on bouche et débouche la bouteille à chaque gorgée.

Pour la vache et le bœuf, on fait de même; seulement on prend un litre d'eau émolliente ou un litre de vin. On peut administrer à la vache avec plus de promptitude.

G

Gargarisme adoucissant.

25. — Prenez : racine de guimauve.... 60 grammes.
— figues grasses coupées par morceaux...... 30 —

Faites bouillir dans suffisante quantité d'eau, pour avoir un demi-litre de décoction ; ajoutez une même quantité de lait et employez en injection. Pour nettoyer la bouche du cheval ayant mal de gorge.

Gargarisme rafraîchissant.

26. — Prenez : orge brut............ 2 cuillerées.
— miel................ 120 grammes.
— vinaigre............. 120 —

On fait crever l'orge dans un litre d'eau, passer la décoction, et on ajoute le miel et le vinaigre.

On prend un petit bâtonnet, auquel on attache un linge fin en forme de pinceau ; puis on le trempe dans le mélange pour l'introduire dans la bouche. Répéter cela plus ou moins de fois, suivant comme on le trouve convenable.

Gentiane jaune en poudre.

27. — La poudre de gentiane est un médicament très-utile pour les ruminants surtout ; c'est un très-bon, amer, fondant, stomachique, appétissant, fébrifuge et vermifuge ; on l'administre au bœuf ou à la vache, à la dose de 60, 80 à 100 grammes pour un litre de vin ou de cidre ; continuer cette dose pendant plusieurs jours de suite.

On l'administre le matin et on donne à manger une demi-heure après. On l'administre de même aux veaux à la dose de 20 à 30 grammes.

Goudron (COAL-TAR).

28. — Résidu bitumeux de la distillation de la houille (charbon de terre).

Le goudron est fortifiant, résolutif; on l'emploie pour faire des charges; on peut le mélanger avec partie égale de plâtre pour mettre sur les plaies de mauvais caractère, ou, mieux encore, on peut en faire une sorte de pommade en y ajoutant de l'huile.

H

Huile narcotique DITE **Baume tranquille.**

29. — Prenez : feuilles récentes et mondées

—	de morelle..........	6	poignées.
—	de belladone.........	2	—
—	de nicotiane (tabac)...	2	—
—	de jusquiame.........	2	—
—	de pavot blanc.......	2	—
—	huile d'olive.........	1	kilo.
—	essence de térébenthine	60	grammes.

On pile les plantes pour en faire une pâte; on les met ensuite dans une bassine avec l'huile d'olive; on fait évaporer les trois quarts de l'humidité à un feu moderé; l'huile dissout la matière colorante et, se combinant avec les parties narcotiques des plantes, prend une couleur verte; puis on laisse refroidir, on la passe à travers un linge avec expression, on laisse déposer et on y ajoute l'essence de térébenthine qu'on mêle très-exactement. Il faut conserver cette huile dans un vase fermé.

On emploie ce baume dans les foulures, les efforts, les douleurs d'articulations, les inflammations des tendons; il est fortifiant, résolutif; on peut pour le rendre plus actif y ajouter de l'ammoniaque liquide ou de l'alcool camphré.

Acheter ce baume tout préparé, on est souvent trompé.

Huile ou Essence de Térébenthine.

30. — L'essence de térébenthine est employée en friction sur les membres des chevaux fourbus et pour les rhumatismes chroniques, sur les engorgements froids et indolents.

Il est presque toujours à propos d'y ajouter de l'huile ou du savon ou de l'alcool ou de l'eau-de-vie, pour lui servir de correctif (corriger son âcreté).

I

Injection.

31. — Généralement on se sert d'une petite seringue. On fait des injections dans la bouche, dans les fosses nasales, dans le vagin et les ulcères fistuleux.

Injection adoucissante.

32. — Prenez : racine de guimauve... 120 grammes.
— eau ordinaire......... 3 litres.

Coupez la racine par morceaux, faites bouillir pendant vingt minutes au moins, passez et employez chaud.

Nota. — Lorsqu'on emploie de la racine sèche, on ne met que soixante grammes de guimauve et on prolonge l'ébullition pendant une demi-heure.

Injection astringente, résolutive.

33. — Prenez : acétate de plomb liquide (extrait de saturne), la quantité d'une once.......... 32 grammes.
— alcool ou eau-de-vie... 120 —
— eau ordinaire........ 1 litre.

Mêlez les trois substances et agitez le mélange avant de vous en servir.

Injection détersive.

34. — Prenez : vin rouge............ 1 litre.
— alcool camphré....... 80 grammes.
— teinture d'aloès....... 80 —

Mêlez et employez comme il est indiqué *ci-dessus*.

L

Lavement adoucissant.

35. — Les lavements sont des injections; on les compose généralement de plantes adoucissantes, calmantes et émollientes.

Prenez : graine de lin......... 60 grammes.
— huile ordinaire....... 120 —
— eau commune........ 2 à 3 litres.

Faites bouillir pendant huit à dix minutes la graine de lin dans l'eau, ajoutez l'huile, administrez tiède et réitérez à des intervalles d'une à deux heures.

Lavement adoucissant.

36. — Prenez : son de froment....... 3 poignées.
— huile ou beurre frais.. 120 grammes.
— eau commune........ 2 litres 1/2.

Après avoir fait la décoction du son, passez avec expression, et, au moment d'administrer, ajoutez l'huile ou le beurre.

Lavement émollient et calmant.

37. — Prenez : feuilles de mauve..... 3 poignées.
— tête de pavot écrasé... n° 6.
— baume tranquille..... 120 grammes.

Faites la décoction des deux premières substances dans suffisante quantité d'eau; passez et, au moment d'administrer, ajoutez le baume tranquille; réitérez au besoin.

Liniment.

38. — *Liniment*, *charge, onction*, signifie la même chose.

Liniment ammoniacal très-résolutif.

Prenez : huile ordinaire....... 240 grammes.
— ammoniaque liquide à 22 degrés......... 60 —

Mêlez dans une bouteille, agitez fortement le mélange en plusieurs reprises et bouchez le vase pour le conserver. On peut ajouter au même liniment une once de camphre (32 grammes) dissous dans suffisante quantité d'alcool.

Liniment ammoniacal savonneux très-résolutif.

39. — Prenez : savon vert.
— huile ordinaire.
— ammoniaque liquide.

Mêlez le savon avec l'huile; ajoutez l'ammoniaque dans une bouteille et agitez fortement ce mélange avant de vous en servir.

Liqueur de Villatte.

40. — Pour les ulcères, tels que : ulcère de garrot, de nuque, du javart cartilagineux et autres.

Prenez : sous-acétate de plomb liquide (extrait de saturne).......... 125 grammes.
— sulfate de zinc........ 64 —
— sulfate de cuivre...... 64 —
— vinaigre blanc........ 1 litre.

Dissolvez les sels dans le vinaigre et ajoutez peu à peu l'extrait de saturne.

Employez à l'extérieur sur les plaies profondes du garrot et de l'encolure avec carie du ligament cervical. On peut aussi employer ce remède pour les eaux anciennes sur les membres des chevaux.

Lotion anti-psorique (CONTRE LA GALE).

41. — Prenez : feuilles de tabac...... 100 grammes.
— sel marin ou de cuisine. 120 —
— savon vert........... 100 —
— eau commune........ 2 lit. 1/2.

Après avoir fait la décoction de tabac, faites dissoudre le sel et le savon; servez-vous des feuilles de tabac pour lotionner (bassiner) les parties affectées de gale.

Lotion anti-psorique.

42. — Prenez sulfure de potasse.
— eau ordinaire.
— acide sulfurique.

Faites dissoudre le sulfure dans l'eau à l'aide d'un mortier; ajoutez l'acide et refermez la lotion dans un vase bien bouché pour l'usage.

NOTA. — On peut remplacer l'acide sulfurique par de bon vinaigre.

Ces deux lotions anti-psoriques conviennent pour la gale du cheval et du chien.

Lotion anti-psorique pour les bêtes à laine.

43. — Prenez : tabac en carotte ou en feuilles............ 120 grammes.
— vinaigre ou urine de vache............... 1 litre.

Faites infuser le tabac; après l'avoir développé pendant une huitaine de jours à une température de 20 degrés, agiter de temps en temps le mélange.

Emploi : On écarte la laine pour appliquer du remède sur les parties affectées de gale avec un pinceau fait avec un petit linge attaché au bout d'un petit bâton.

Lotion résolutive avec le vinaigre.

44. — Prenez : vinaigre............. 1/2 litre.
— muriate de soude (sel de cuisine)........ 90 grammes.

— alcool camphré....... 140 grammes.
— eau simple........... 2 litres.

Après avoir mêlé le vinaigre avec l'eau, faites dissoudre le sel et ajoutez l'alcool camphré; agitez le mélange chaque fois avant d'en faire usage.

M

Mixture contre la Seime du pied du cheval (BOURDON).

45. — Prenez : teinture d'aloès....... 30 grammes.
— huile de pétrole....... 30 —
— huile d'aspic (essence de lavande)........... 30 —
— copahu.............. 30 —

Agitez fortement le mélange avec une spatule de bois.

On introduit de cette mixture dans la fissure du sabot malade à l'aide d'un pinceau.

O

Onguent Basilicum (POUR LE PANSEMENT DES PLAIES ET DES SÉTONS).

46. — Prenez : poix noire, poix résine, cire jaune, de chaque 125 grammes.
— huile d'œillet......... 500 —

Faites fondre les trois premières substances, en remuant doucement avec une spatule de bois; ensuite ajoutez l'huile par petite portion pour que le tout soit bien mélangé.

Onguent de pied.

47. — Prenez : cire jaune, axonge (graisse douce), huile, térébenthine et miel, de chaque......... 250 grammes.

Faites fondre la cire avec la graisse; ajoutez ensuite l'huile, retirez du feu, et ajoutez la térébenthine et le miel par petite portion en remuant doucement avec une spatule de bois.

On graisse avec cet onguent les sabots des pieds des chevaux.

Onguent vésicatoire.

48. — Prenez : poix noire et poix résine, de chaque......... 200 grammes.
— cire jaune........... 150 —
— huile d'olive......... 600 —
— cantharides en poudre. 300 —
— euphorbe pulvérisé.... 100 —

Faites fondre sur un feu très-doux la poix, la résine et la cire; ajoutez l'huile; puis incorporez les cantharides et l'euphorbe par petite portion en remuant continuellement avec une spatule de bois; ensuite on retire du feu et on continue à remuer jusqu'à ce que l'onguent soit figé.

Onguent fondant de Girard.

49. — Prenez : térébenthine......... 360 grammes.
— bi-chlorure de mercure (sublimé corrosif)... 30 —

Incorporez exactement le sublimé corrosif, étant bien broyé, dans la térébenthine.

Résolutif très-puissant pour faire fondre les tumeurs du collier, les engorgements indolents.

On prend une spatule pour frictionner légèrement d'onguent la tumeur; puis on en étend sur cette même partie qu'on vient de frictionner une légère couche. Un seul pansement est souvent suffisant.

Onguent escharotique.

50. — Prenez : onguent basilicum..... 500 grammes.
— sulfure rouge de mercure.............. 80 —
— oxyde de cuivre brut... 80 —
— sublimé corrosif...... 40 —

Réduisez en poudre très-fine le sulfure rouge de mercure, l'oxyde de cuivre et le sublimé corrosif; on fait liquéfier l'onguent basilicum, pour ensuite incorporer les trois substances. Pour nettoyer les vieilles plaies, les ulcères, on en met de légères couches; puis, par-dessus l'onguent un peu d'étoupes fines et taillées courtes.

Onguent Égyptiac (OU OXYMEL DE CUIVRE).

51. — Prenez : oxyde de cuivre brut (vert-de-gris)...... 120 grammes.
— oxyde blanc d'arsénic. 30 —
— acide acétique (vinaigre) 120 —
— miel de bonne qualité. . 240 —

Mettez dans une bassine de cuivre l'oxyde de cuivre et l'oxyde d'arsénic réduits en poudre séparément; ajoutez le vinaigre, faites bouillir un instant en agitant le mélange; ajoutez ensuite le miel et continuez à remuer avec une spatule de bois jusqu'à ce que l'onguent cesse de se boursouffler et qu'il ait acquis une consistance un peu ferme.

Cet onguent ronge les chairs baveuses, nettoie les ulcères et est un puissant dessicatif.

Onguent Populéum (POMMADE DE PEUPLIER).

52. — Prenez : bourgeons de peuplier noir.............. 190 grammes.
— feuilles récentes de pavot 60 —
— — de jusquiame noire....... 60 —
— — de bardane.... 60 —
— — de morelle noire 140 —
— — de graisse douce 1 k.80 —

Quand on emploie les bourgeons de peuplier étant vert, on en met une fois de plus; ce moyen vaut mieux que d'employer les bourgeons secs. Il faut se procurer les plantes au moment de leur plus grande vigueur; après les avoir séparées de leur tige, on les pile de manière à les réduire en pâte; on les met alors dans une bassine avec la graisse liquéfiée (fondue); on fait évaporer sur un feu modéré, en agitant par intervalles avec une spatule pour empêcher que les plantes ne s'attachent au fond de la bassine et pour faciliter l'action de la graisse sur la partie colorante des plantes. On ajoute les bourgeons de peuplier quand l'évaporation a enlevé les trois quarts de l'humidité; on continue encore à chauffer; puis on ne fait plus de feu; on laisse macérer pendant deux ou trois heures; puis on retire du feu et on passe à travers une toile; on met le marc à la presse pour pouvoir retirer tout l'onguent qu'il contient.

L'onguent de peuplier est un très-bon calmant et est très-utile dans un grand nombre de cas. Il est souvent falsifié chez les droguistes.

Onguent dessicatif astringent.

53. — Prenez :	oxyde de cuivre brut...	30	grammes.
—	sulfate de zinc........	90	—
—	d'allumine calciné (alun)	90	—
—	camphre	60	—
—	onguent populéum.....	900	—

Il faut réduire les quatre premières substances en poudre fine; les mêler ensuite avec l'onguent.

Cet onguent astringent, détersif et siccatif, nettoie et cicatrise les plaies humides et baveuses, telles que les eaux aux jambes.

Onguent détersif (CONTRE LE PIÉTIN DES MOUTONS).

54. — Prenez :	alun calciné..........	30	grammes.
—	acétate de cuivre (vert-de-gris)...........	15	—
—	camphre	15	—
—	onguent populéum.....	120	—

On réduit les trois premières substances en poudre fine et onles incorpore dans dans l'onguent.

P

Pommade anti-psorique (CONTRE LA GALE DU CHEVAL).

55. — Prenez : muriate de soude (sel marin ou de cuisine)............. 100 grammes.
— soufre sublimé (fleur de soufre)........... 100 —
axonge (graisse douce). 350 —

On fait sécher le sel dans un plat sur un fourneau ; ensuite on le broie bien fin ; puis on le mêle avec la fleur de soufre et on incorpore le mélange avec la graisse douce et à froid ; on se sert d'une spatule de bois. Il faut toujours nettoyer les parties affectées de gale avec des émollients, des lessives, avant que d'employer l'onguent ; et très-souvent il est convenable de purifier les fluides par un traitement interne.

Poudre de Guimauve et de Réglisse.

56. — On mélange ces poudres dans du miel pour les faire manger au cheval ; ce moyen est bon, mais il agit faiblement et très-lentement ; il n'a jamais assez de propriété pour triompher de maladies graves.

Poudre tonique excitante (DITE CORDIALE).

57. — Nous ne donnerons pas la formule de cette poudre cordiale, qui se compose de 21 espèces de fruits et de plantes. Il est rare de la trouver préparée selon la formule.

Purgatifs.

58. — On emploie l'aloès, le sulfate de soude, le sulfate de magnésie, le séné, la gratiole, le jalap, le sirop de nerprun ; l'aloès, la gratiole, le jalap, ces trois purgatifs ne sont pas faciles ; leur emploi exige de l'expérience et de la prudence.

R

Recette pour le mal de Nombril des veaux.

59. — Prenez : herbe à mille-feuilles (herbe aux charpentiers) deuxième écorce de sureau, de chaque............ 50 grammes.
— graisse douce......... 100 —

Après avoir pilé l'herbe à mille-feuilles avec l'écorce de sureau, on les met dans la graisse douce que l'on fait bouillir pendant dix minutes, et on retire du feu, puis on ajoute du levain............................ 50 grammes.
Terre franche tamisée................ 50 —
Essence de térébenthine............... 100 —

On mélange bien le tout avec une spatule de bois.

On frictionne le nombril du veau deux fois par jour.

Autre Recette pour le mal de Nombril.

60. — Prenez : poix de bourgogne..... 120 grammes.
— onguent basilicum..... 70 —
— essence de térébenthine. 150 —

Préparation : On fait fondre la poix au bain-marie, et, quand la poix est fondue, on ajoute l'onguent basilicum et on remue doucement avec une spatule de bois; quand le tout est bien fondu, on retire du feu, puis on ajoute l'essence de térébenthine en remuant toujours jusqu'à refroidissement. Même emploi que la recette précédente.

Recette contre la Gale du cheval.

61. — Prenez : huile de cade (ou de genièvre).......... 500 grammes.
soufre sublimé....... 200 —

Faites bien le mélange.

On frictionne les parties affectées à l'aide d'un pinceau, deux ou trois fois, à cinq ou six jours d'intervalle.

On ne fait les frictions qu'après avoir bien nettoyé les parties affectées de gale avec des émollients, puis de bonne lessive et du savon noir.

S

Sulfate d'alumine calciné (ALUN FONDU ET BROYÉ EN POUDRE).

62. — Puissant dessicatif, légèrement caustique.

Sulfate de cuivre (VITRIOL BLEU).

63. — Caustique.

T

Teinture d'Aloès.

64. — Prenez : aloès succotrin en poudre 150 grammes.
— alcool à 20 degrés..... 1 litre.

On introduit l'aloès et l'alcool dans un vase dont la capacité surpasse d'un tiers la masse du mélange ; on l'agite par intervalles.

Propriétés : On en bassine les plaies récentes ; elle nettoie, fortifie les chairs, cicatrise promptement. On peut lui ajouter du camphre, si on le trouve convenable, pour les plaies de mauvais caractère.

Teinture de Cantharides.

65. — Prenez : cantharides en poudre.. 130 grammes.

—	euphorbe en poudre...	30	—
—	alcool à 22 degrés.....	3/4	de litre.

On mêle ces trois substances dans un vaisseau de grandeur convenable; il doit rester un tiers de vide; on le bouche légèrement; on l'expose pendant une douzaine de jours au moins à une température de 20 à 25 degrés; on l'agite par intervalle.

Propriétés et usages : On ne l'emploie qu'a l'extérieur; il est très-irritant, très-pénétrant, résolutif, fondant, vésicant; on en frictionne les parties malades avec un morceau de drap de laine. Il convient dans les écarts, les rhumatismes, les engorgements froids, durs et insensibles.

Cette teinture peut remplacer l'eau ignée. Elle est plus irritante et moins résolutive.

TABLE DES RECETTES

POUR LES

MALADIES HUMAINES.

B

Baume Opodeldoch.

1. — Anti-rhumatismal des plus employés. On en frictionne les parties affectées avec un morceau de flanelle.

On trouve ce baume tout préparé chez les pharmaciens.

Baume de Salazar.

2. — Teinture d'aloès, mastic (résine de)

Prenez :	aloès succotrin.........	50	grammes.
—	encens................	50	—
—	résine de mastic.......	50	—
—	colophane............	25	—
—	alcool................	1	litre.

Faites macérer pendant vingt jours et filtrez.

On l'emploie en frictions; puissant excitant, fortifiant.

C

Créosote (TIRÉE DU GOUDRON DE BOIS, DE HOUILLE ET DE TOURBE).

3. — On emploie la créosote contre les douleurs de dents, les caries dentaires, soit pure ou dissoute dans l'alcool. La créosote Billard et l'eau d'Oméara sont quelque chose d'analogue. On l'applique sur la dent cariée à l'aide d'un peu d'amadou ou de coton, en ayant soin de ne pas toucher aux parties voisines; lorsqu'on ne peut l'appliquer sur la carie même, on en verse quelques gouttes dans l'eau et on se gargarise la bouche avec ce mélange.

Collyre calmant.

4. — Prenez :	teinture de safran......	2	grammes.
—	laudanum liquide......	1	—
—	eau de rose...........	100	—

Collyre résolutif.

5. — Prenez :	eau de rose...........	125	grammes.
—	eau de plantain........	125	—
—	sulfate d'alumine (alun calciné)............	1	—
—	acétate de plomb (sel de saturne)..........	1/2	—

On agite le flacon au moment de s'en servir.

E

Eau sédative.

6. — Prenez :	ammoniaque liquide....	40	grammes.

—	alcool camphré........	10	grammes.
—	sel de cuisine.........	25	—
—	eau ordinaire.........	1/2	litre.

Préparation. — On verse l'alcool dans l'ammoniaque ; on bouche bien la bouteille et on agite le flacon, puis on laisse reposer un instant le mélange ; d'un autre côté, on fait fondre le sel dans le demi-litre d'eau en ayant la précaution d'y ajouter quelques gouttes d'ammoniaque liquide, et, quand le sel est fondu, on verse vivement l'ammoniaque camphré, on bouche et on agite un instant le mélange.

On emploie l'eau sédative en compresse sur la tête, contre la fièvre cérébrale, l'apoplexie, palpitations de cœur, rougeurs, éruptions, érysipèle, piqûres d'insectes.

Emplâtre d'acétate de cuivre (VERT-DE-GRIS).

7. — Prenez :	cire jaune............	125	grammes.
—	poix de bourgogne.....	60	—
—	térébenthine de Venise..	30	—
—	acétate de cuivre pulvérisé très-fin.........	30	—

On ajoutera l'acétate de cuivre aux substances résineuses quand elles seront fondues.

On aura soin de remuer continuellement avec une spatule de bois et jusqu'à refroidissement. C'est le remède des pédicures le plus ordinaire pour détruire les cors.

Emplâtre aglutinatif de Bavière.

8. — Prenez :	minium..............	565	grammes.
—	huile d'olive..........	435	—
—	cire jaune............	62	—
—	colophane............	85	—
—	térébenthine de Venise..	190	—

On met l'huile dans une grande bassine placée sur un feu vif ; à l'aide d'un tamis, on y fait pleuvoir le minium en remuant avec une spatule en fer jusqu'à ce que la matière monte légèrement en répandant une mauvaise odeur ; on retire du feu, on continue à agiter, et bientôt après le bouillonnement s'apaise. La combinaison est opérée ; alors on ajoute les autres substances et l'on agite jusqu'à refroidissement.

Pour être employé, cet emplâtre n'a plus besoin que d'être étendu sur de la toile; ainsi disposé, il forme sous tous les rapports un excellent sparadrap.

Emplâtre diachylon gommé.

9. — Prenez : emplâtre simple........ 750 grammes.
— cire jaune........... 45 —
— poix de bourgogne..... 45 —
— térébenthine de Venise.. 45 —
Faites fondre ensemble et ajoutez gomme ammoniaque........ 15 —
— galbanum........... 15 —
Que vous aurez préalablement fait dissoudre dans suffisante quantité d'alcool (esprit-de-vin).

Emplâtre vésicatoire de Jamin.

10 — Prenez : résine de mastic....... 90 grammes.
— térébenthine.......... 90 —
Faites fondre et ajoutez cantharide pulvérisée.............. 30 —
euphorbe pulvérisé..... 15 —
Faites le mélange avec une spatule de bois.

On met une couche de ce mélange sur de la toile pour appliquer sur la peau.

Emplâtre de pétrole.

11. — Prenez : poix de bourgogne.... 15 grammes.
— camphre............ 4 —
— opium (l'opium est une gomme de pavot...) 2 —
— pétrole quantité suffisante (essence minérale)...........

Préparation. — On broie dans un mortier le camphre et l'opium avec quantité suffisante de pétrole, puis on les ajoute à la poix préalablement fondue.

Cet emplâtre est bon contre les rhumatismes chroniques.

Nota. — On peut se servir d'une assiette et d'un petit marteau, à la place d'un mortier, pour broyer le camphre et l'opium.

Emplâtre de poix de Bourgogne.

12. — Prenez : poix de bourgogne.... 400 grammes.
— cire jaune........... 120 —

Faites fondre sur un feu très-doux, puis retirez du feu, étant un peu refroidi, étendez sur de la toile et saupoudrez avec du tartre stibié (émétique), 2 grammes.

Nota. — Il est mieux de délayer l'émétique dans un peu d'essence de térébenthine pour ensuite l'étendre plus également sur l'emplâtre.

Cet emplâtre s'applique sur la base de la poitrine et entre les épaules, contre les douleurs de ces parties.

Emplâtre contre les Cors.

13. — Prenez : emplâtre de poix...... 4 grammes.
— cire jaune........... 2 —
— galbanum (gomme résineuse)............ 2 —
Faites fondre et ajoutez, acétate de cuivre pulvérisé (vert-de-gris) 2 —
— essence de térébenthine 1/2 —
— créosote............. 1/2 —

On l'applique sur les cors.

F

Formule du Vomi-Purgatif de Le Roy.

14. — Prenez : vin blanc de bonne qualité............ 500 grammes.
— séné de la palthe...... 32 —

Faites infuser à froid pendant trois jours, en agitant de

temps en temps; passez avec expression et ajoutez :

—	émétique (tartrate antimonié de potasse)...	4 grammes.
	filtrez la liqueur.	

La dose ordinaire pour les adultes est d'une cuillerée à bouche, qui contient *environ* un grain et demi d'émétique.

Pour les personnes faibles, les femmes délicates, les adolescents, une faible cuillerée est suffisante.

Pour les enfants, il faut s'en tenir à une demi-cuillerée, à une cuillerée à café et même moins, selon l'âge.

On se trouve souvent très-bien d'un mélange de thé et de vomitif; les doses ainsi composées conviennent particulièrement aux personnes délicates; pour une cuillerée deux cuillerées de thé.

Formule du Purgatif Le Roy du 2e degré.

15. — Prenez :	scammonée d'alep.....	16 grammes.
—	racine de turbith.....	8 —
—	jalap...............	62 —
	le tout en poudre.	
—	eau-de-vie à 20 degrés.	1 k. 500 gr.
	laissez digérer pendant cinq jours.	
	Passez et ajoutez un sirop ainsi préparé :	
—	séné de la palthe......	62 grammes.
—	eau bouillante........	250 —

On laisse infuser pendant cinq heures; on passe avec expression et on ajoute :

Sucre...............	315 grammes.

Faites selon l'art un sirop que l'on doit laisser bien cuire afin que la liqueur ne se trouble pas.

Ce degré est destiné aux adultes; la dose est de deux cuillerées ordinaires à bouche, et, lorsqu'à la quantité de quatre cuillerées les doses n'opèrent pas suffisamment, on doit prendre le n° 3. On prend les doses toutes les vingt-quatre heures, étant à jeun; chaque dose doit produire dix à douze évacuations; six à huit heures après avoir pris la dose (selon comme on est disposé), on peut prendre une tasse de bouillon gras, puis attendre pour faire un léger repas. Il faut se garantir du froid.

On peut se procurer la méthode purgative de Le Roy, rue de Seine-St-Germain, 51, à Paris.

L

Lotion adoucissante (ou bassiner).

16. — Prenez : racine de guimauve fraîche............... 120 grammes.
— eau ordinaire........ 3 litres.

Coupez la racine par morceaux, faites-la bouillir un quart-d'heure; passez la décoction et employez chaud. On peut en appliquer des compresses sur les inflammations aiguës.

Lotion adoucissante émolliente.

17. — Prenez : des mauves ou de la guimauve......... 3 poignées.
— graine de lin......... 60 grammes.
— tête de pavot......... n° 6.
— eau ordinaire........ 4 litres.

Faites bouillir un quart-d'heure; passez avec expression et employez chaud.

M

Moyens préservatifs contre le Choléra.

18. — Propreté dans les vêtements, dans les maisons, dans les écuries et dans les étables, les latrines; balayer et laver

fréquemment; écouler les eaux ménagères, ne pas laisser croupir de l'eau de fumier, nettoyer, blanchir les murs à la chaux, aérer les logements, renouveler l'air, les appartements suffisamment chauffés, vêtements chauds, s'abriter contre les variations de température.

Régime ordinaire. — On entend par là que chacun doit continuer à prendre sa nourriture habituelle pour peu qu'elle soit convenable, en cherchant à l'améliorer s'il y a lieu et en évitant tout excès. Ce qu'il faut éviter par dessus tout, c'est l'abus des liqueurs fortes, de l'eau-de-vie et très-spécialement de l'absinthe; on peut user de vin ou de cidre à ses repas en quantité modérée. On peut prendre le matin avant de sortir, quand la température est froide, humide, une tasse de camomille, de tilleul ou de thé léger, ou mieux encore une petite tasse de café à l'eau.

L'avertissement du choléra consiste, en général, en un dérangement de corps plus ou moins prononcé, avec ou sans coliques, en une diarrhée glaireuse ou séreuse accompagnée ou non de malaise et de dégoût avec pâleur de la langue. Quand les symptômes sont apparents, il faut se coucher, prendre des boissons chaudes et légèrement aromatisées, du tilleul par exemple ou du thé; chercher à transpirer, mettre de l'eau bouillante dans des bouteilles de grès, étant au lit; au besoin employer des lavements de décoction de têtes de pavot; boire de l'eau de riz; avoir recours à une purgation active, telle que la médecine Le Roy.

O

Onguent nutritum (POUR NOURRIR LES TISSUS) (*Chairs*).

19. — Prenez : huile d'olive.......... 10 grammes.
— litharge............. 4 —
— vinaigre............. 4 —

Mettez le tout dans une terrine vernissée sur les cendres chaudes, et agitez le mélange jusqu'à ce qu'il ait acquis la consistance d'un onguent mou.

Nota. — On se sert d'une spatule de bois pour agiter le mélange (résolutif).

Onguent contre les Hémorroïdes.

20. — Prenez : onguent populéum..... 90 grammes.
— onguent nutritum..... 90 —
— safran pulvérisé....... 6 —
— opium brut.......... 1 —
— jaune d'œuf.......... n° 3

Faites bien le mélange, et on en met une ou deux fois par vingt-quatre heures sur les parties malades.

Ongnent contre la Teigne.

21. — Prenez : axonge (graisse de porc) 380 grammes.
— charbon pulvérisé et tamisé............ 125 —
— soufre sublimé....... 425 —
— suie pulvérisée et tamisée............. 60 —

Faites bien le mélange.

Tous les trois jours, après avoir lavé la tête avec de l'eau de savon, on frotte avec l'onguent les parties affectées.

Onguent de Montpellier contre les Hémorroïdes.

22. — Prenez : onguent d'althéa (guimauve)........... 60 grammes.
— — rosa.......... 60 —
— — populéum...... 60 —
— miel................ 60 —

Mêlez.

Onguent de la mère Thlècle.

23. — Employé fréquemment comme maturatif et suppuratif, il peut être remplacé par l'onguent basilicum.

Onguent d'Althéa.

24. — Prenez : mucilage de guimauve. 500 grammes.

—	cire jaune...........	125	grammes.
—	poix résine...........	62	—
—	térébenthine..........	60	—

On pulvérise la résine et on met le tout ensemble sur un feu très-doux; on remue avec une spatule de bois jusqu'à ce que la poix résine soit fondue et le mélange bien fait; résolutif sur les engorgements indolents.

Onguent de Styrax.

25. — Prenez :	huile de noix.........	375	grammes.
—	styrax liquide........	250	—
—	colophane...........	500	—
—	résine élémi..........	250	—
—	cire jaune...........	150	—

Stimulant des ulcères indolents.

Oxymel (SIROP COMPOSÉ DE MIEL ET DE VINAIGRE).

26. — Prenez :	miel................	1	kilo.
—	vinaigre.............	500	grammes.

Faites cuire ce mélange sur un feu doux jusqu'à consistance sirupeuse.

Delayé dans l'eau, cet oxymel constitue une excellente boisson, tempérante, incisive; indiquée dans la fièvre.

P

Pommade Ophtalmique.

27. — Prenez :	beurre de première qualité bien lavé à l'eau très-pure, puis lavé à l'eau de rose.......	70	grammes.
—	roses...............	70	—
—	camphre............	1	—
—	précipité rouge.......	4	—

— sel de saturne (acétate de plomb cristallisé) 4 grammes.

Pommade très-efficace, très-employée; elle peut remplacer la pommade de la veuve Farniet, de Saint-André de Bordeaux.

Il y a plus de vingt recettes de collyres dans le formulaire de pharmacie vétérinaire; nous ne trouvons pas à propos de les donner; elles ne peuvent être utiles au praticien, car celui qui veut essayer de tout n'arrive à rien de bon.

Poudre contre la Teigne.

28. — Prenez : cendre de bois neuf.... 10 grammes.
— charbon pulvérisé et tamisé.............. 50 —

Bien mélanger; on saupoudre la tête du malade une fois par jour.

T

ORDONNANCE DU CHIRURGIEN LE ROY.

Tisane purgative, adoucissante, rafraîchissante.

29. — Prenez : racine de patience.. } de chacun une petite poignée ou environ 40 gr.
— — de guimauve.. }

— feuilles de chicorée sauvage......... } de chacun 32 gr.
— chiendent......... }
— réglisse concassé.... }
— follicule de séné.... 20 grammes.
— sel de Glaubert..... 8 —
— rhubarbe......... 4 —

Préparation. — Mettez dans un vase qui puisse rester au feu trois litres d'eau de rivière ou de meilleure eau que vous aurez; faites bouillir un demi-quart d'heure dans cette eau les cinq premiers articles ; ensuite ajoutez les trois derniers articles; puis faites bouillir encore deux minutes.

Renversez le tout dans un autre vase, couvrez et laissez infuser deux heures; passez et filtrez à travers un linge. Mettez dans des bouteilles. Ce liquide peut se conserver deux ou trois jours.

Usage. — Le malade qui désire faire usage de cette tisane doit s'arranger de manière à en prendre dans la journée trois verrées environ, plus ou moins fortes, selon l'effet qu'il en obtiendra, lequel effet doit être de trois à quatre évacuations dans la journée. On continuera l'usage de cette tisane pendant plus ou moins de jours consécutifs, selon que le besoin le réclamera ; la verrée se prend au moins une heure avant chaque repas.

TABLES DES MATIÈRES.

Médecine Vétérinaire.

Articles supplémentaires.

Recettes pour la Médecine vétérinaire.

Recettes pour les Maladies humaines.

www.ingramcontent.com/pod-product-compliance
Ingram Content Group UK Ltd.
Pitfield, Milton Keynes, MK11 3LW, UK
UKHW021141260726
13994UKWH00001B/247

9 782329 326757